Case Guides to Complete and Partial
Denture Prosthodontics

全口和部分义齿修复
病例指南

原著 Robin Wilding

主译 牟雁东

中国科学技术出版社

·北 京·

图书在版编目（CIP）数据

全口和部分义齿修复病例指南 /（南非）罗宾·威尔丁 (Robin Wilding) 原著；牟雁东主译 . — 北京：中国科学技术出版社 , 2024.3

书名原文：Case Guides to Complete and Partial Denture Prosthodontics

ISBN 978–7–5236–0482–3

Ⅰ . ①全… Ⅱ . ①罗… ②牟… Ⅲ . ①义齿学—修复术—病案—指南 Ⅳ . ① R783.6–62

中国国家版本馆 CIP 数据核字 (2024) 第 039690 号

著作权合同登记号：01–2023–0381

Copyright ©2020 of the original English language edition by Thieme Medical Publishers, Inc., New York, USA

Original title: *Case Guides to Complete and Partial Denture Prosthodontics*

by Robin Wilding

《全口和部分义齿修复病例指南》由美国纽约的 Thieme Medical Publishers, Inc. 于 2020 年出版，版权归其所有。作者：[南非] 罗宾·威尔丁（ Robin Wilding ）。

策划编辑	延 锦 孙 超	
责任编辑	延 锦	
文字编辑	张凤娇	
装帧设计	佳木水轩	
责任印制	李晓霖	

出 版	中国科学技术出版社	
发 行	中国科学技术出版社有限公司发行部	
地 址	北京市海淀区中关村南大街 16 号	
邮 编	100081	
发行电话	010–62173865	
传 真	010–62179148	
网 址	http://www.cspbooks.com.cn	

开 本	889mm×1194mm 1/16
字 数	202 千字
印 张	9
版 次	2024 年 3 月第 1 版
印 次	2024 年 3 月第 1 次印刷
印 刷	北京盛通印刷股份有限公司
书 号	ISBN 978–7–5236–0482–3/R·3171
定 价	158.00 元

译者名单

主　译　牟雁东

副主译　肖　逊　凯迪丽娅·亚力坤

译　　者　（以姓氏笔画为序）

文　楠　朱昱树　刘　畅　江思婧

李　静　李欣伦　杨乙苓　何思齐

陈　勋　范丽苑　黄　杰　庹　嫱

彭湃然　温永梅　谢　强　赖　爽

雷莎莎　雍　苓　廖国宇

原著者

Robin Wilding, BDS, Dip Pros, M Dent, PhD, MSc

Emeritus Professor

Department of Dental Prosthetics

University of the Western Cape

Cape Town, South Africa

内容提要

本书引进自 Thieme 出版社，是一部全面介绍义齿修复的经典指导用书。本书以病例为基础，针对不同情况提出详细指导方案，以恢复缺失的牙齿。为满足实际临床需要，著者精选了多种类型的临床病例，通过高清图片生动描述了各项手术操作过程，同时阐明了重要概念及技巧，使得手术步骤简单易懂。因义齿修复需要更深入的理解和洞察，故本书重新审视了美学、咬合和义齿疼痛等主题，以提高国内从事口腔种植修复工作人员的审美和防治技术。本书内容实用、阐释简明、图片丰富，既可作为口腔科医生步入临床的指导书，又可作为中、高级口腔科医生学习新技术的参考书。

主译简介

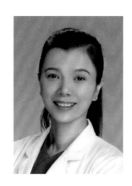

牟雁东

教授，主任医师，博士研究生导师。电子科技大学医学院副院长、口腔医学系主任，四川省人民医院口腔科副主任。四川省"天府青城计划"天府名医，四川省卫生健康首席专家，四川省海外高层次留学人才。国际牙医师学院（ICD）fellow，中华口腔医学会社区口腔医疗分会副主任委员，中华口腔医学会口腔修复学专业委员会常务委员，中国医师协会口腔医师分会委员，中华口腔医学会口腔种植专业委员会委员，四川省医师协会口腔医师专科委员会副主任委员，四川省口腔医学会口腔种植专业委员会副主任委员。

原著者简介

　　Robin Wilding 教授出生于津巴布韦，在南非约翰内斯堡的威特沃特斯兰德大学获得口腔修复学学士和硕士学位。在担任西开普大学牙科修复学教授之前，他作为修复学医师曾在开普敦的私人诊所工作了 7 年。因其对口腔生物学有着浓厚兴趣，该校成立了一个单独的系，他被调任为教授和口腔生物学主席。之后，以一篇深入探讨影响咀嚼效率因素的论文而获得博士学位。

　　Robin Wilding 教授在国际期刊上发表了多篇研究论文，并为南非和英国的本科生、研究生和从业人员开展了多场讲座。最近，他在德文郡舒马赫学院获得了整体科学（holistic science）的硕士学位。其在英国注册为专业修复师，一直从事牙科修复的转诊工作直到退休。他被任命为布里斯托尔大学牙医开放学习（Bristol University Open Learning for Dentists，BUOLD）口腔修复学的课程组织者。

译者前言

　　近年来，种植牙已被广泛应用于缺失牙列的修复，并在临床治疗和科学研究中占据越来越重要的地位，但我们应该清楚，不能因为种植体的出现，就忽视了利用义齿本身来修复缺失牙的临床技能。医生在临床工作中遇到新技术、新设备及新材料的挑战时，仍需遵循基本的修复治疗原则，对部分牙列缺损患者给予正确和谨慎的处理。我们应该重视修复技能本身的重要性，从而更好地利用种植技术来辅助，以达到良好的修复效果。

　　一直以来，可摘局部义齿都是世界范围内缺失牙修复的方法之一，也是很多患者和临床医生的选择方向。学习可摘局部义齿方面的最新知识，是一项极有意义的工作，其教育具有重要作用。

　　多年来，关于可摘局部义齿修复治疗的争论一直集中在如何增强修复体所需的支持、固位及稳定作用上，这也是所有修复治疗的基本原则。合理的义齿设计应当在以下方面寻求平衡：一是原材料的耐久性，需要兼顾患者对减小义齿体积的需求及义齿在整个口腔环境中的生物相容性；二是将功能稳定性作为治疗成功的依据，强调行使功能时义齿的稳定性是关键的考虑因素；三是患者的个体情况可能引起的治疗风险，长期保持正常的功能𬌗关系在治疗计划中应具有重要地位，同时也应是患者教育的组成部分之一，而不应是在治疗后才得到的结果。

　　为了使读者更容易理解可摘局部义齿修复治疗的知识，本书通过多种类型的临床病例，讲述了修复体的功能重建及修复治疗的预后情况，还附带了大量图表和彩色临床图片。

　　希望本书能为口腔医学专业学生和有一定经验的临床医生、口腔技师等提供参考。

四川省人民医院　牟雁东

原书前言

目前，口腔医学生的学习环境正在逐渐改变。在过去，我们已经习惯了基于学科论证的学习方法，在引入临床教学之前彻底掌握基础科学。但现在，我们已经意识到基础科学与临床科学的发展需要并驾齐驱，甚至临床技能需要提前引入。在一些学校，临床学习早在第一学期就开始了，基础科学则在整个课程期间持续作为核心内容，并为临床方法和技术提供理论依据。而本书选择了临床病例逐步推进式的学习方式，可实现临床技能发展和基础科学之间的平衡，进而提供一个全新的教育旅程。从最简单的临床问题入手，指导学生在探索相关基础科学信息的同时，准确理解并处理好临床问题。

市面上关于种植体和种植支持式义齿的著作越来越多，这很令人鼓舞，但我们应该清楚，不能因为种植体的出现，就忽视了利用义齿本身来修复缺失牙的临床技能。我们应该重视修复技能本身的重要性，才能更好地利用种植技术来辅助达到良好修复效果的目的。同时，也应该明确种植体的植入应始终以修复的需求作为导向，而不是由手术热情所驱动。一方面，在种植体植入前，需要常规对患者进行彻底的修复评估，尤其是提供适合的义齿。另一方面，由于医生对患者的评估欠妥，有些病例种植体植入位置不正确，因而无法提供义齿支持，甚至有些病例根本不需要使用种植体。传统义齿大多可以提供最佳的修复效果。当然，如果患者仍对义齿稳定性不满意，则可通过植入足够的种植体来解决稳定性问题。在临床上，大多数患者会倾向于采用无创伤且价格实惠的修复方案，而把最具创伤性和最昂贵的治疗方案作为最后的选择。因此，掌握口腔修复的基本技能尤其重要。

本书遵循基于病例分析的学习方式，从最简单的修复单个缺失的前牙开始，循序渐进地介绍了修复缺失牙齿的临床指南。病例解析时不仅注重科学背景的介绍，考虑理论基础对临床病例的适用性，还在附录中单独列出并予以分析。因为有关美学、咬合和义齿疼痛等主题的内容需要更多的理解力和洞察力，所以会在病例解析的最后进行详细讨论。

我们旨在为广大医学生和口腔医生提供临床治疗指南和临床技能的相关知识，帮助大家学会在病例解析中反复思考，从而不断取得技术进步。

Robin Wilding

BDS, Dip Pros, M Dent, PhD, MSc

致　谢

　　我很幸运地结识了一些不断鼓励我的优秀老师，他们的教诲影响了我的哲学思想，提高了我的工作技能。我的学习生涯始于 Arthur Phillipson 先生的义齿修复实验技术，他是我牙科学校的牙科技师团队成员。Phillipson 先生是个完美主义者，任何平庸之物都无法通过他的审核，并且他会独自完成我们没有达到他要求的工作。对学生来说，最强大和持久的影响莫过于一位优秀的老师，他会用简单明了的语言向你说明如何做到这一点。我的导师 Frikkie van Reenen 教授是一位艺术家、音乐家、作家、工匠、临床医生和科学家。他不仅提供了一个充满活力和多样化的学习环境，也证明了通过他对微生物学的研究使牙科技术的学习变得更有趣并更加值得探索。他很清楚，即使是最好的老师也需要为其他老师留出空间，因为他们可能有不同甚至更重要的想法。作为研究生，我们看到了一些世界顶级的口腔修复学医生，他们参观学校后在很多方面都给了我们启发。这些老师包括 Earl Pound、Carl Boucher、Bob Yemm、Robin Basker、George Zarb、John Bates 和 Howard Payne。我受到了 Howard Payne 的特别启发，他自己会完成技工室的所有工作，包括自己制作义齿。我发现自己也在做同样的事情，而且在我的整个职业生涯中都从未放弃过这个习惯。

　　Frikkie Frowned 给我留下的最深刻印象是，有一次，他来看我如何给患者取复杂下颌印模。在我为学习了一段时间后对取的初印模感到非常满意时，Frikkie Frowned 把所有的材料从托盘里取了出来，重新软化，取了一个完全不同且并不算完美的印模。他点了点头，放下印模说道："你永远不能对所做的事情太满意。"我吃了一惊，当时也有些埋怨他，但后来我意识到，你不能对自己所创造的任何工作都过于满意，保持警惕非常重要。

　　我很幸运地带教了一些学生，他们令我深受鼓舞，特别是在布里斯托尔大学牙医开放学习课程中的学生们，他们成为考验我的技术、观点和信念最直接的参与者。对他们来说，我应该更注重通过临床上的亲身经历去传授解决临床问题的方法，并将科学理论的讲述引导至对他们有用的领域。正是由于这些学生，我才有了整理附录的想法，因为书中很难直接找到临床相关的信息。

　　十分感谢所有允许我拍摄的患者，他们对我们教学资料的创作提供了具有重要意义的帮助。

　　还要感谢出版社对我的支持和指导，策划编辑 Delia DeTurris 在项目各阶段均给予了编辑评价，她确信尽管本书不是一部传统意义的学术著作，但病例分享对学习很有价值。她帮我将原本的表述改为更加国际化的表述，对我的写作风格也给予了很大帮助。

　　我也非常感谢 Gaurav Prabhuzantye，在其团队指导下，得以更顺利地完成这本书的创作。

Robin Wilding
BDS, Dip Pros, M Dent, PhD, MSc

目　录

上篇　病例指南

下篇　附　录

上篇 病例指南
Case Guides

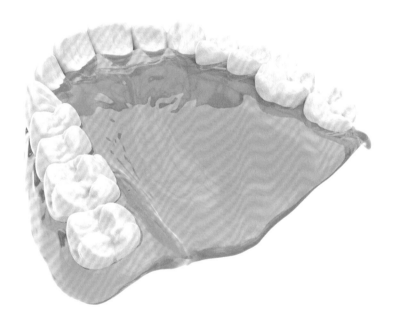

病例指南 1 丙烯酸可摘局部义齿修复前牙缺失

The Acrylic-Based RPD Replacing Anterior Teeth

摘 要

修复前牙列是患者的常见要求。为了改善美观及一定程度的功能恢复，他们对使用可摘局部义齿（removable partial denture，RPD）来恢复缺失前牙通常能有较好的依从性。本病例的目的是描述及评估患者的需求，制订适当的治疗计划，并告知患者佩戴可摘局部义齿的风险和益处。在同意治疗之前，必须明确患者是否理解这一点。本节将描述的临床程序包括：制作印模、可摘局部义齿的设计、评估试用义齿、试戴终义齿。在附录 A 中，我们回顾了患者对牙齿脱落的情绪反应，因为其对管理患者和患者对审美的要求有重要意义。根据生物学研究，口腔中存在可摘局部义齿会导致龋齿和牙周病的风险增加。

关键词

患者评估；知情同意；初印模；终印模；设计；比色；试戴义齿；即刻义齿

临床程序	口腔科学
<ul><li>评估患者需求、检查和知情同意</li><li>制作研究用模型初印模</li><li>设计可摘局部义齿</li><li>制作可摘局部义齿终印模</li><li>选择牙色</li><li>填写技工室设计单</li><li>评估试用可摘局部义齿</li><li>试戴丙烯酸可摘局部义齿</li><li>即刻义齿</li></ul>	<ul><li>牙列缺损心理学</li><li>局部义齿的生物学研究</li><li>知情同意书</li><li>倒凹处理</li><li>口腔材料总结</li><li>清洁义齿</li><li>树脂粘接桥</li></ul>

一、评估患者需求、检查和知情同意

可摘局部义齿（RPD）通常并不完美。它们可能会松动、疼痛、美观性差，还有可能让佩戴者习惯之前感到口腔不适。它们需要口腔医生和技师的精心制作，以很好地适应义齿支撑组织和美观；它们也需要患者克服口腔中的异物感，并学习咀嚼。患者选择

RPD 的原因和动机是他们是否会成功的重要指标。

（一）评估患者需求

向患者提出以下问题，以完成评估需求的第一步。

1. 您缺牙多久了？

2. 您的牙齿是怎么掉的？

3. 您对于保留剩余的牙齿有什么看法？

4. 牙齿脱落后最影响您的是什么？

5. 您以前戴过 RPD 吗？

6. 您是否知道有 RPD 的替代方案？

这些和其他你认为可能有用的问题，应该能帮助你进一步了解患者对保留其牙列的态度和佩戴 RPD 的动机。前牙的脱落对外观有着很大的影响，我们需要从心理学角度去看待牙齿的重要性，以便与患者感同身受（见附录 A 中"失牙患者的心理"）。如果亲属要求患者接受治疗，我们需要告知患者，除非他自己希望治疗，否则治疗可能不会成功。

（二）患者检查

在这个阶段，您应该询问患者的身体情况，如果您尚未这样做，请询问他们的总体健康状况，并记录病史。查阅相关病史的记录，以确定牙科治疗的禁忌证。

1. 制作标准的牙列图表，记录所有牙齿、龋齿、修复体及牙周状况。如有必要，拍 X 线片以明确诊断。

2. 记录患者的口腔卫生水平，或使用更准确的菌斑指数。

3. 特别注意缺牙区两侧的牙齿（基牙）。应该对基牙做 X 线片检查，以明确现有的牙周和根尖周感染情况。

4. 注意缺牙区旁边的其他牙齿是否有移位、倾斜、伸长或旋转。

5. 要求患者将后牙咬合（使上下牙列达到最广泛接触），并确保在相对的牙齿和剩余牙槽嵴之间有可用的空间来容纳 RPD 的基托。小于2mm 可能空间不足，需要修整过度伸长的牙齿的牙尖。

制订一份临时的治疗计划：修复龋齿并控制活跃的牙周病，并计划拔除所有预后不良的牙齿。在本病例指南的结尾将描述在拔牙时即刻修复前牙所需的流程。

（三）知情同意

应该向患者解释他们现有的选择并提供足够的信息，包括 RPD 的风险和益处（见附录A 中"知情同意"）。患者应该明白，用丙烯酸RPD 修复前牙缺损的条件有限，可能需要使用义齿固定剂来保持义齿就位。即使使用固定剂，任何咬饼干或苹果等食物的尝试都可能导致义齿前倾及旋转。

如需要良好的生物功能性，树脂粘接或种植支持固定桥是值得参考的方案（见附录 A 中"树脂粘接桥"）。

首要的是保留剩余牙齿，既要确保目前不再有牙齿脱落，又要确保局部义齿不会在数年后因牙齿进一步脱落而变得多余。患者应该知晓，即使在保持良好的口腔卫生的情况下，局部义齿也会使患者的菌斑水平及患龋齿和牙周病的风险增加（见附录 A 中"可摘局部义齿的生物学代价"）。RPD 会增加邻牙的牙菌斑水平，因此，患者需要加强对牙菌斑的控制。患者可以从口腔保健师的预防治疗中受益。

当患者已经了解了 RPD 可以达到什么效果，并认为他将付出的努力和金钱是值得时，开始准备修复工作和牙周治疗。

二、制作研究用模型初印模

在进行控制活动性龋齿和牙周病的准备工作时，有必要先做初印模以便制作研究患者牙列的诊断模型。首先，在患者口内试用不含材料的普通尺寸托盘，以选择合适尺寸的托盘（齿状）。应用将托盘放入口腔的技术，如图1-1中的下颌托盘和图1-2中的上颌托盘。选用较易旋入并与牙弓协调一致的托盘。

阅读附录A中"藻酸盐印模材料"。先制作下颌印模，用推荐的粘接剂喷涂托盘。用正确的水粉比配制藻酸盐混合物，将其放入托盘，但不要超过托盘边缘。如果水温合适（15～20℃），则有足够的时间放置托盘，因此不必着急。当材料凝固后，通过旋转托盘先使一侧松动，然后取出下颌印模。

如果对下颌印模满意，则准备制作上颌印模。患者可能会觉得上颌印模比下颌印模更不舒服。首先制作下颌印模能使患者习惯于将一个较大的异物放入口腔，患者对上颌印模的焦虑大多是由于害怕窒息。平稳和成功的操作过程有助于创造一种患者对医生的信任感。再次放入中等大小的托盘，用空托盘完成噘嘴和左右移动下颌的过程，使患者再次熟悉该流程。在患者对图示操作非常熟悉后，在取印模时，患者就知道该怎么配合了（图1-2）。

许多人在取上颌印模时都有想呕吐的冲动，这是防止窒息的咽反射，但它通常是可以控制的。操作者可以通过一些简单的措施来帮助患者控制。

1. 首先确认患者能够通过鼻子呼吸；向他保证通过鼻子缓慢的深呼吸将有助于避免呕吐。如果患者无法通过鼻子呼吸，请确保不要将托盘超载，迫使材料进入咽部。

2. 让患者坐直，若其感到恶心，提供一个碗以供使用。

3. 保持冷静并鼓励患者，但在材料凝固之前，不要取出印模。

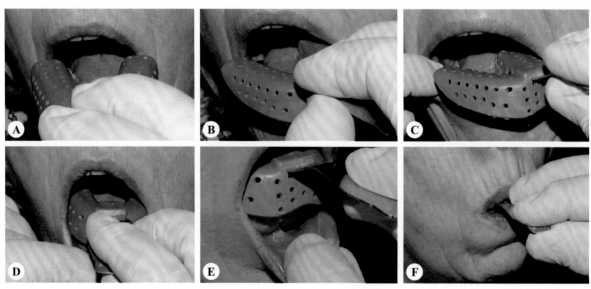

▲ 图1-1　置入下颌印模的方法

A. 面向患者站立，调整为直立椅位，前两根手指和右手拇指握住托盘朝下；B. 稍微逆时针旋转托盘，然后使用托盘的右侧延伸部分轻轻牵拉患者左嘴角；C. 用左手示指牵拉右嘴角；D. 接着顺时针旋转托盘到舌头上方；E. 继续用左手示指牵拉，以便将托盘放在牙齿上时能看到牙弓，尽量保持托盘手柄正向前，以便托盘对称地放在牙弓上，将托盘牢牢地固定在牙齿上；F. 请患者先将嘴唇伸过托盘的边缘，然后把舌头向前伸

取出上颌印模时，首先将左中指向左侧托盘的后缘滑动。然后用手指的指甲侧放在托盘左侧边缘的后部推离后牙。在解除边缘封闭之前不要拉动托盘的前端。

先检查印模是否存在缺陷，然后在规定的时间内放入消毒液中。消毒后用湿纸巾包裹印模，放在一边，尽快送到灌模室。请技师修理模型的边缘，以使两个模型放在工作面并组装在一起时，牙齿有最大限度的交错（见附录 B 中"静态咬合原则"）。当后牙可以咬合但没有取蜡咬合记录时，通常可以修整模型。如果口内检查发现无法用手准确定位，则需要做蜡咬合记录。一只手拿着一片蜡并加热，但不要使其融化，放下喷灯（火焰应该熄灭），用蜡刀切下热端。将蜡片折叠成两半，同时确保蜡片足够大以覆盖下颌所有牙齿，然后再将其放在上

颌。让患者将牙齿咬合在一起。在去掉蜡之前，先等 1min 让蜡变硬，虽然这不是最准确的记录，但它将有助于调整研究模型。最后，把蜡咬合记录连同印模一起送到技工室。

还可以请技师制作一个个性化托盘，为 RPD 留下准确的终模型。除非计划对𬌗牙进行其他调整，否则对𬌗牙弓进行的诊断研究模型可以作为义齿固定的工作模型。个性化托盘应采用自固化或光固化树脂制成，在模型周围有足够的空间放置材料，并在几个地方设有保留孔。托盘的边界应距离颊沟和牙槽舌沟至少 2mm。

此时，应该给前牙和缺牙间隙拍一张照片，首先使用唇部牵引器，以显示剩余的牙槽嵴和邻近牙齿之间的关系；再拍一张照片以显示患者的嘴巴及自然微笑时的唇部。

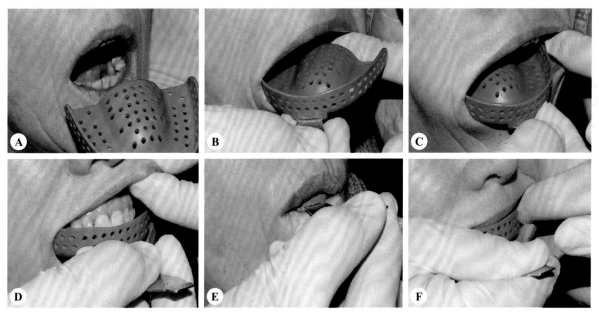

▲ 图 1-2　置入上颌印模的方法

A. 站在患者身后，调整椅位直立并使之降到最低位置，将右前臂轻轻地放在患者的右肩上，这样可以让右手在接近嘴巴的时候有一定的控制力，用右手示指和拇指朝上握住托盘；B. 顺时针轻轻旋转托盘，然后使用托盘的右侧伸展部分轻轻牵拉患者的右嘴角；C. 用左手示指牵拉左嘴角，逆时针旋转托盘并放入口中；D. 当托盘通过嘴唇时，将左手指滑向中线，用拇指握住上颌嘴唇，轻轻向前收缩，以便于直视前牙；当把托盘放在上颌弓上时，请继续牵拉，尽量保持托盘手柄朝向前方，以使托盘对称地放在牙弓上；E. 接着先让患者噘嘴，然后左右移动下颌，如果患者感到恶心，让其深而慢地呼吸；F. 取出托盘时沿着托盘边缘向后滑动左手指，并使用手指的指甲侧放于托盘背面，以远离牙齿

三、设计可摘局部义齿

在诊断模型前绘制出剩余牙齿的咬合状态及其在牙弓中的位置。使用预制的牙弓模板是很有帮助的。

1. 标记计划更换牙齿的缺牙区（图1-3）。

2. 将人工牙排列在一个基托上（主要连接体），可与残留牙齿的腭/舌侧相连，并覆盖在上腭的前半部或更多。您可以将这个腭板向后延伸到软腭，但不能超过它。画出腭板的范围。确保绘图正确，因为后续会再次使用。

3. 缺牙区旁边的牙齿（基牙）的近端表面并非平坦而是弯曲的，并在牙龈边缘附近形成倒凹。如果制作出来的RPD延伸到这些倒凹区域，则无法将其卡入剩余的牙齿。技工室必须使用石膏填塞这些区域，这样就可以放置最终的义齿而无须调整义齿基托面（见附录A中"倒凹的处理"）。如果注意到基牙有较深的倒凹（如任何倾斜的牙齿），应该请患者注意这一点。在佩戴义齿时，若倒凹较深，义齿表面和基牙之间不可避免地存在可见的三角形间隙。在这个阶段，查看照片以了解当患者微笑时露出了多少义齿基部，需要特别注意的是，如果患者微笑时，他的牙龈可见，则使用长度相近的牙齿，以便义齿的牙龈边缘与天然牙龈边缘处于同一水平面上。

4. 使用两个诊断模型，并使其对殆牙最大限度地交叉结合在一起，以确定下颌牙与无牙嵴之间是否有足够的空间容纳义齿或基托。如果有足够的水平和垂直距离，可以把义齿放在下颌牙的前面，让下颌牙的切缘和无牙嵴之间只有2~3mm的距离。如果没有足够的空间容纳义齿，可能需要考虑降低部分下颌牙的切牙高度。虽然会破坏患者的天然牙，但如果这些牙齿因多年没有对位的牙齿而过度伸长，对于患者来说，纠正这一点将有利无弊（图1-4）。

5. 向患者展示义齿设计，并解释其缺点或局限性，例如，高微笑线的患者牙龈边缘的高能见度。请参考一些照片图表来表明这一点。您需要向患者解释计划中所有的口腔准备工作。

6. 一旦完成了所有修复工作和牙周治疗，并为RPD做了所有必要的准备，就可以为义齿做最后的印模了。

四、制作可摘局部义齿终印模

通读附录A中"牙科材料简介"中关于弹性印模材料的总结。第一步是评估个性化托盘，重要的是，托盘的边界必须比颊沟短（2mm）。如果托盘达到前庭沟底，它将干扰减少前庭的深度，当周围口腔肌肉收缩时，未来义齿的边

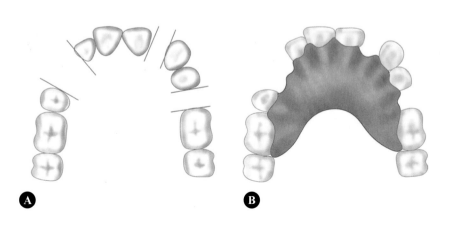

◄ 图1-3 设计可摘局部义齿

A.绘制剩余的牙齿，每颗牙的轮廓代表牙龈边缘，用铅笔画出想要恢复的无牙区；
B.绘制主连接体，它将覆盖大部分上腭，并与基牙的腭面相吻合

界将过度延伸。

为了提供准确的工作模型，藻酸盐印模应在 30min 内灌模。由于这很难做到，所以在工作模型中会使用一种在较长时间内都稳定的印模材料，而弹性体满足这些标准，并且任何中等弹性体都适用。

采用与藻酸盐材料相同的取印模方法，但要注意弹性体的工作和凝固时间的差异。冷材料（<10℃）可大大增加凝固时间。凝固的印模，尤其是上颌，相比藻酸盐印模，从口腔中取出更加困难。先用左手中指松开托盘的后部，就像移除藻酸盐印模时一样。用双手手掌轻轻地托住患者的头部以防其移动，再取出上颌印模，接着将终印模放入消毒液中。

五、选择牙色

技工室将为您提供牙齿选色指南。请参阅附录 A "牙科材料简介"中关于义齿颜色特性的总结，以了解如何选择牙色。在为患者选择牙齿的颜色后，将选定的牙齿放在剩余的牙齿上并拍照。通过电子邮件将其发送到技工室，其中应包括患者微笑的照片。

六、填写技工室设计单

制作义齿是您和口腔技师之间的一项团队工作。技师将为您的患者制作义齿，应该承认他们的贡献。向技工室提供照片，尤其是治疗完成并且患者满意的照片，这种成功的分享可以与技师建立良好的理解和相互尊重。您的技工室申请不是处方，而是请求，目的在于询问你的设计是否可行，要求技工室制作不合理的义齿本身会令人嘲笑，但这并不意味着你应该遵从技工室的标准而不是坚持你想要的临床标准。

您向技工室提出的第一个请求是填塞义齿人工牙和基托旁边的所有倒凹，这一点至关重要，技工室设计单上应该留有剩余牙齿的示意图，请参阅为您制订的计划，并将必要的细节复制到设计单上。用签字笔画剩下的牙齿，用铅笔画出腭板的轮廓及您想要替换的牙齿，设计单上通常会有一个方框供您填写牙色。您的下一个要求是让技工室将下颌石膏和上颌石膏模型以最大牙尖咬合连接起来，并将你想要替换的缺牙安排到蜡基中。他们将选择适当宽度的牙齿来填充无牙区，而不会留下空隙。在设计过程中，您可能想优先满足某些临床设计，例如，确保中央两颗中切牙的宽度相同，如果要更换一颗中切牙，请要求它与自然邻牙的宽度相同，即使这意味着选择一个更小的侧切牙。

七、评估试用可摘局部义齿

在将试用义齿戴入患者口腔之前，应该进

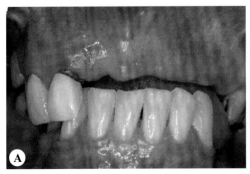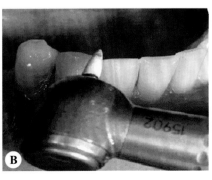

◀ 图1-4　降低前牙的高度

检查显示，43 牙和上腭牙龈之间的空间似乎太小而不能容纳可摘局部义齿的基托，需缩短 43 牙以提供足够的空间

行一些常规检查。事实上，最好在患者就诊之前抽出一些时间来进行这些检查，这样您可能会有时间去做一些调整。最重要的是，如果有错误，请在患者就诊之前将其修正。

1. 取下试用义齿。它应该可以毫无困难地从石膏模型上脱落。确认所有的倒凹均已封堵。

2. 将模型放置在最大牙尖交错位。在石膏上记下牙弓两侧至少两个牙齿接触点。然后重新试戴义齿，并再次将模型定位在最大牙尖交错位。检查标记的牙齿接触是否仍然接触。如果天然牙齿没有与义齿正常接触，则需要重新排义齿人工牙或减少义齿基托的厚度。在这种只有前牙的义齿上，最有可能是支撑牙齿的基托干扰了下颌切牙和尖牙的接触。使用一张咬合纸来找出义齿基托干扰自然咬合接触的地方。用打磨机磨掉基托中的干扰点。如果人工牙干扰了下颌天然牙齿，可能需要树脂打磨机减少接触或从蜡中取出人工牙，用热刀重新加热蜡，并更换人工牙，使其不会干扰。

3. 根据您使用牙色指南所做的选择检查牙齿的颜色。颜色不会差别太大，但是您可能会发现人工牙看起来比选择的色调更浅。这可能是因为技师为了将人工牙放入缺牙间隙时需要将牙齿变薄和缩短。这个过程会去除一些核心颜色，导致人工牙看起来更浅，甚至更透明。在试戴的过程中，您需要向患者解释清楚。您需要在您选择的牙色指南旁拍摄试用人工牙的照片。然后，让技工室技师在打磨之前选择一颗颜色较深的牙齿，以便它更接近您想要的颜色。

4. 比较人工牙与天然牙的切缘水平（图1-5）。让患者试戴临时性的蜡基托及人工牙，患者可能会感觉义齿过松或（和）过厚，并且牙齿可能会从蜡中脱落。患者的发音听起来可能会有点困难。如果您在评估模型上的人工牙时发现问题，现在正是充胶前与患者讨论您的担忧的最好时机。通过石膏上的人工牙更有助于说明。在这个阶段，您应该已经制订了纠正错误所需的步骤，并且您可以向患者解释这些

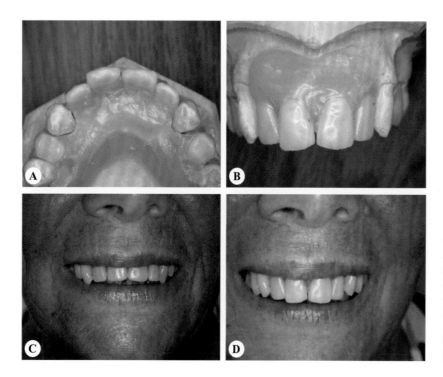

◀ 图1-5　评估前牙的排列

A. 四颗前牙已经很好地定位在前牙弓的自然延续中；B. 中切牙的轴向倾斜与天然尖牙相协调；C. 义齿的中切牙比尖牙短；D. 患者对试用义齿感到满意，中切牙沿着下唇形成一条曲线，呈现出更自然、更年轻的外观，颜色可以接受，牙齿大小和形状合适

步骤。当您将试用义齿放入口腔时，重复对石膏上的人工牙进行所有的检查，然后给患者一面镜子。向患者说明而不是试图掩盖可能出现的问题，例如，牙齿颈部和天然牙齿之间的空隙，如果这对患者来说无关紧要，则它将不值一提。然而，不能在患者戴着新义齿回家时才注意到这个问题。拍摄一张患者微笑的照片，如果有条件的话，通过将图像上传到屏幕上来向患者展示。如果患者满意，请向患者说明在充胶完毕后，无法进行进一步的更改。你可以让助理在患者说话时记下某女士／先生对试用义齿是否满意。这表示将来无法进行进一步的更改。

当美观对患者来说真的很重要时，你应该给患者打印一张该试用义齿的图像，带回家给其家人看。在处理义齿之前，请致电确认一切正常。

您向技工室提出的最终要求是在义齿完成后将其重新安装回𬌗架上。这是为了确保在加工过程中没有发生任何变化，从而改变人工牙与天然牙齿的咬合关系。

八、试戴丙烯酸可摘局部义齿

每个口腔医生都希望在技工室里做的义齿不需要任何调整就能戴入患者的口腔。遗憾的是，现实情况总是与希望有一定距离。几乎所有类型的铸件都会发生尺寸变化，成品材料通常是刚性的（见附录 A 中"丙烯酸义齿基托"）。在加工过程中，即使是少量的变形或收缩也可能阻碍义齿戴入到位。出于这个原因，做一些小的调整是必要的。压力指示膏体和喷雾剂可以检测到在戴入过程中有阻碍或对支撑组织造成过度压力的区域。

1. 在将义齿戴入口腔之前，用咬合指示喷雾剂喷在义齿剩余牙齿周围的区域。一种适用于检测牙齿和义齿之间的硬接触的压力指示剂可以作为咬合指示剂使用。向患者解释你的目的，因为他可能会认为你在使用粘接剂。如果义齿没有完全戴入，即使已经接近就位，也不要使用任何压力。如果在我们认为压力很小的情况下戴入了 RPD，但却无法顺利取出，会十分尴尬，而且没有简单的解决方案。轻压足以显示戴入过程中的任何障碍物，并将标记转移到压力膏上。在膏体移位的地方，使用义齿丙烯酸打磨机去除一些基托（图 1-6）。擦去压力膏，重新喷涂，然后重复该步骤。如果必须重复此过程 1 次或 2 次以上，这表明倒凹没有在技工室中被填塞完全。一旦义齿完全就位，您需要判断患者是否需要一些义齿固定剂来保持固位，需要注意的是，固位问题在一开始就要向患者简要解释（见附录 A 中"牙科材料

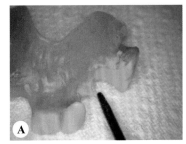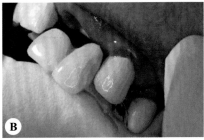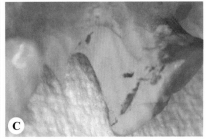

▲ 图 1-6　试戴终义齿

A. 在尝试戴入之前，义齿已经喷洒了压力指示膏；B. 试图轻轻戴入义齿，但有一些阻碍；C. 取下义齿，可以看到需要对基托进行轻微调整

简介")。

2. 义齿完全就位后,使用咬合纸确保义齿和丙烯酸基托没有干扰天然牙齿之间的接触。如果发生这种情况,可能是义齿基托在最终脱蜡过程中变得太厚从而干扰了下颌切牙。如果义齿在加工后重新安装在𬌗架上,则无须进行咬合调整。

3. 如果使用丙烯酸打磨机对义齿的抛光面进行了调整,请使用合适的抛光轮抛光这些区域。使用坚固的义齿刷和抛光膏清除所有糊状物和咬合纸的痕迹。将义齿交给患者,让其借助手镜学会自己戴入,患者可能需要使用指甲从义齿边缘下方摘下义齿。

4. 向患者解释保持口腔卫生和正确清洁义齿的必要性(见附录 A 中"清洁义齿")。

5. 为患者提供使用新义齿的书面说明(见附录 M)。在患者熟悉义齿之前,建议吃软食。由于美观原因,一些患者可能非常不愿意取出义齿,应当向患者解释,口腔黏膜作为义齿的支撑组织,需要从承受的压力中恢复过来,这就需要夜间的休息。他们应该意识到,久戴不取可能意味着他们的组织恢复能力较差,可能会因此而疼痛。

6. 如果出现问题,鼓励患者尽早复诊。许多口腔医生喜欢为复诊患者积极调整预约。需要让患者明白的是,在他支付义齿费用后,牙医已准备好并愿意解决任何问题。最好尽早处理患者的不适,不要等到问题变得难以解决。对于任何不满,最好的策略是"难过但高兴":你很抱歉患者对义齿感到失望,但很高兴他们

能告诉你并让你解决问题。在英国,口腔保险公司建议将这一策略作为避免法律程序和诉讼的最佳方式。同样的,英国的义齿治疗属于商品销售,因此,客户有权退回不合适的商品并获得全额退款。口腔患者有权在法律支持下退回义齿,而不必考虑医生的因素。

7. 请拍摄义齿的照片并发送副本,并感谢您的口腔技师。

九、即刻义齿

在非紧急情况下,如果必须拔掉一颗或多颗前牙,患者可能更愿意在拔牙前进行 RPD 操作。在拔牙当天进行 RPD 修复,以避免在愈合期间没有牙齿。即刻 RPD 是在技工室通过从石膏上切下要拔除的牙齿来制作的。技师还切除了石膏中牙槽的凹陷处,这样义齿就能稍微靠近牙槽。因此,这是一个不精确的操作过程,所以义齿基托放置时可能需要进行一些调整。拔牙后,拔牙窝周围的牙龈会出现瘀伤和压痛,所以,任何由义齿基托传递的压力都将使患者难以忍受。技师将在拔牙的空间中排列人工牙,并完成义齿制作。在义齿完成之前,患者无法评估其外观,他/她对义齿接近自己的天然牙感到满意即可。在牙槽愈合和退缩后,即刻的 RPD 将不再很好地适应残留的牙槽嵴,需要进行矫治或更换,在新的或佩戴后不久的义齿上使用临时的弹性软衬,可以提高患者的舒适度。

病例指南2　丙烯酸可摘局部义齿修复后牙缺失

The Acrylic-Based RPD Replacing Posterior Teeth

摘　要

　　修复缺失的后牙不一定能取得患者理想的咬合恢复效果，但成功的修复有助于改善患者的咀嚼能力。本病例建立在病例指南1的经验基础上，对后牙缺失的修复提供指导。本病例的目的是评估患者的需求，就治疗的利弊给出建议。本病例回顾了无牙颌牙槽嵴的解剖结构，考量了无牙颌牙槽嵴在提供支持力方面的局限性，展示了在取初印模时使用一种混合印模材料的优势，讲解了确定颌位关系的方法，并强调了避免殆干扰的重要性，讲述了用于调磨义齿以适应咬合动力学及颊舌侧活动的技术。

关键词

　　风险和收益；解剖学；生理学；残余牙槽嵴；颌位记录；牙支持；固位；卡环材料；殆堤；试戴

临床程序	口腔科学
• 评估患者需求、检查和知情同意 • 对缺失牙的牙槽嵴和天然牙列制作初印模 • 设计可摘局部义齿 • 制作终印模 • 确定颌位关系 • 评估试用义齿 • 试戴义齿	• 可摘局部义齿对咀嚼功能的影响 • 剩余牙槽嵴的解剖结构 • 牙支持式可摘局部义齿 • 可摘局部义齿的固位 • 卡环材料的物理特性 • 增加符合现有咬合接触关系的咬合单元 • 稳定咬合关系 • 正中殆与正中关系

一、评估患者需求、检查和知情同意

　　回顾对有意愿使用RPD修复前牙缺失的患者的评估。我们现在需要修复患者缺失的后牙，所以需要获取更多他们感知到的有关功能缺损的信息。除了病例指南1中提出的问题外，我们还需要向患者询问以下问题以获得进一步的信息。

1. 您吃什么食物有困难？

2. 如果您出去吃饭，需要谨慎选择食物的种类吗？

3. 您比朋友或家人就餐时间更长吗？

4. 如果您能戴上一副更方便进食的义齿，您会满意吗？

5. 您的家人是否会建议您制作义齿？

提出的问题应有助于了解患者的修复动机及迫切程度。应当告知患者，许多后牙缺失的患者在使用义齿时感觉不适。原因是咀嚼需要牙齿互相接触。许多患者牙槽嵴上仅有一层黏膜覆盖在牙槽骨上，如果义齿承托于牙槽嵴，黏膜很可能被夹在义齿和牙槽骨之间，容易被磨伤压痛。时间长了，佩戴义齿的区域可能会感到疼痛。因此，一些患者只在吃饭时佩戴义齿，其他时间尽可能不戴。

除了病例指南 1 中进行的检查外，还需要确定以下内容。

1. 剩余牙槽嵴的高度和宽度，它将影响义齿的固位和稳定。

2. 由肌肉或组织附着的义齿承托区的区域。

3. 有无反𬌗。

4. 义齿基托和人工牙的可用空间。

牙槽嵴的严重骨吸收加上过高的肌肉或软组织附着会对义齿基托的稳定性产生负面影响（见附录 B 中"剩余牙槽嵴的解剖结构"）。人工牙的咀嚼力较天然牙小。天然牙过度磨损会导致咬合空间不足，咬合平面不均匀，这可能会产生功能或美学上的影响。

医生应为患者提供关于制作 RPD 的风险和益处的总结，并告知患者该义齿将修复患者部分或全部缺失的后牙。除了 RPD 修复前牙时存在的风险之外，修复后牙的可摘局部义齿还面临额外的挑战。几项研究表明，相当比例的后牙缺失患者在接受 RPD 修复后没有持续佩戴义齿。咀嚼效能的恢复是可变的（见附录 B 中"可摘局部义齿对咀嚼功能的影响"）。必须再次告知患者，佩戴局部义齿会增加患龋齿和牙周病的风险，并且必须进行细致的口腔卫生和义齿清洁，以防止对剩余牙齿和软组织产生不利影响。需提醒患者 RPD 修复后牙缺失存在风险，因为传递到黏膜的咬合力可能会导致黏膜瘀伤和疼痛，因此可能最终无法佩戴。

二、对缺失牙的牙槽嵴和天然牙列制作初印模

常用的印模托盘要么设计用于天然牙列，要么设计用于无牙颌，两者不能混用。为了取到牙弓的全部范围，我们必须使用齿状托盘。常用的解决方案是二次印模法。

首先，使用较坚固的印模膏等材料对缺牙区取印模，目的是为流动性高的印模材料提供支撑。随后在此基础上进行二次印模，取到全部牙弓形态。选用的印模材料是蜡和填料的混合物，当在热水中加热时，会变得柔软但不流动。建议水温约为 70℃，最好在恒温水浴下操作。也可将沸水倒入托盘中的印模材料上，因为随着化合物的升温，水温很快就会降低。托盘应用纱布衬里，以防止化合物粘连。当复合物可以像软面团一样成型时，将其放置在托盘中缺牙牙槽嵴区域。可用丙烷喷火枪喷出气体火焰仅软化化合物的表面。托盘就位后，应要求患者噘嘴，伸出舌头，并左右移动下巴。约 30s 后可以取出托盘，因为它会很快冷却并变硬（图 2-1）。当印模材料冷却时，可以用锋利的刀修剪，刀片必须是足够锋利的手术刀。应去除天然牙齿周围印模材料，因为二次印模材料需要足够空间。印模材料具有高黏度，尤其是当它低于推荐的工作温度时。如果模型

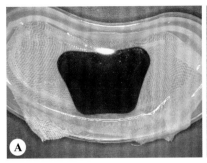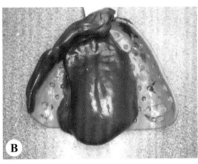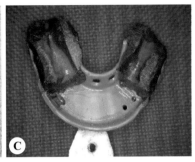

▲ 图2-1　制作初印模

A.将印模材料放入热水中几分钟，当它变软时，装入托盘中；B.上颌印模需清楚取得上腭、牙槽嵴和前庭沟的形态；C.下颌印模需清楚取得缺牙区的形态，特别是剩余牙后方的无牙区。印模材料已添加并放入口中，对患者做肌功能整塑。尽管如此，印模的边界还是过度扩展了。用锋利的刀进行修整，以为藻酸盐印模提供空间。牙周围的印模材料也会被去除

在缺牙区过度延伸，可以重新加热并返回口内重新取模。也可以将其修剪到远离前庭沟的位置，以便为二次印模材料留出至少2mm的空间。

如果已决定制作个性化托盘，则无须修整初印模。但是，充分修整初印模是值得的。它是最终印模的基础。

以下是在此阶段花时间获得最佳初印模的一些原因。

1.通过增减印模材料来处理印模的边缘比修改丙烯酸托盘更容易。

2.如果初印模变形，并且这些错误没有得到纠正，那么这些相同的错误很可能会传递到二次印模。最终印模会出现同样的错误，义齿也会如此。

3.在制取初印模时有机会评估其成功率。对于无牙颌的上颌修复尤其如此。如果我们能够在义齿制作的早期阶段就做出接近满意的义齿基托，对最终义齿的成功会更有信心。

当您已尽最大努力修改初印模后，二次印模可以用藻酸盐印模材料制作。有必要在初印模上涂上粘接剂，以固定藻酸盐材料。

如病例指南1中所示，进行颌位记录。无牙颌牙槽嵴上的蜡没有支持作用，所以它无法用来定位诊断模型，特别是远中游离缺失的后牙。

在这种情况下，你应要求技工室做一个殆堤。这是由蜡制成的，将在下次就诊时用来记录牙齿咬合关系。

三、设计可摘局部义齿

在患者下次就诊之前，研究诊断模型和患者的记录，包括基牙的X线片，以加深对分析诊断模型和设计RPD的基本步骤的记忆。后牙缺失分为缺隙两侧皆有余留牙的后牙缺失及后牙远中游离缺失。在后一种情况下，RPD无法获得任何后牙支持，预后较前者差。除非您准备修复超过四颗后牙（前磨牙和磨牙），否则患者的咀嚼功能可能不会有明显改善。

1.在绘制了剩余牙列的修复计划后，您需要考虑剩余的哪些天然牙是适合支撑和固位的基牙（见附录B中"牙支持式可摘局部义齿"）。如果有合适的基牙，考虑使用支托。在草图上记下所需预备的牙体（图2-2）。

2.考虑义齿固位的需求（见附录B中"可摘局部义齿的固位"），确定卡环的数量和位置。

3.在临时平面图上勾勒并绘制卡环设计。

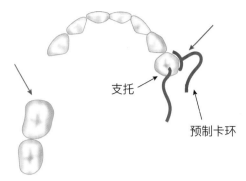

▲ 图2-2 设计可摘局部义齿的固位和支持

剩下的牙齿被画成拱形，红箭表示需预备区，16（ISO）的近中倒凹需要处理，24（ISO）已被选为基牙。可用颊侧卡环获得固位力，支托将为可摘局部义齿提供一些支持力

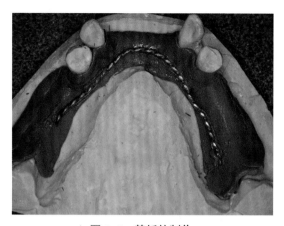

▲ 图2-3 基托的制作

这个基托的基部已经用虫胶清漆涂盖和一个钢丝增强器加强

4. 列出在制作终印模之前要进行的牙体预备。

5. 在下次就诊时，与患者讨论您的计划。交代清楚加支托和卡环的额外成本。

6. 解释牙体预备的好处。预备应在釉质范围内，因此，只要患者能够保持这些部位清洁，就不会有敏感或龋齿的风险。

7. 让患者注意余留牙后面的缺牙区域，并且再次解释从黏膜获取义齿所需支持力的难度。

四、制作终印模

1. 沟通设计方案并进行必要的牙体准备。

2. 参考病例指南1中的二次印模的流程。

3. 参考制作上颌和下颌印模的流程。评估终印模，如果托盘暴露，特别是在义齿边界区域，需去除材料，修剪托盘的边缘，重新取模。

4. 给出最终设计。基托上不安放支托和卡环。要求技工室用树脂或丙烯酸，在缺牙区制作基托（图2-3）。

五、确定颌位关系

1. 技工室应在诊断模型上制作基托，并确

保蜡不会干扰天然牙齿的咬合（见附录B中"添加符合现有牙列关系的咬合单元"），若有干扰，从咬合面去除几毫米的蜡，直到天然牙齿的咬合没有干扰；然后将基托戴入口腔。

2. 要求患者闭上嘴，并缩嘴唇来确保基托不会干扰患者的咬合。现在，取下试用义齿，并把它放回石膏上。

3. 用丁烷喷灯软化蜡片末端的一条蜡条。当蜡开始变软时，剪下一个边长约2cm的长方形。折叠软蜡，在使用几次丁烷火焰后，将它对准蜡边缘，以软化蜡边缘，使软蜡堆黏附良好。将其戴入口内，并要求患者闭合。避免使用"咬"这个词，因为这可能会被患者解释为你要求他/她前牙接触。在取出蜡堤之前，再次检查咬合接触，以确保患者的牙齿均匀接触。当你移除蜡堤时，你应该在蜡上发现相对牙齿的印记。这个殆堤可指导技工室将上颌和下颌模型转移到一个殆架上。另一种方法是在要求患者闭合之前，在咬合边缘注入少量硅橡胶咬合记录材料。

4. 请技工室技师铸造最终模型，并使用您取的蜡咬合记录来确认咬合位置，为义齿的排牙提供参照。

六、评估试用义齿

回顾在病例指南 1 中制订的试验义齿评估指南。此外，您还需要检查义齿的咬合接触处。义齿不应干扰天然牙齿的咬合，但应该接触到相对的牙齿。义齿的牙尖和窝与相对的天然牙有稳定且正常的咬合关系，虽然 RPD 修复牙缺失后，现有的咬合状态很可能发生改变（见附录 B 中"静态咬合原则"）。

七、试戴义齿

回顾一下病例指南 1 中规定的成品义齿的试戴指南。

1. 在病例指南 1 中，介绍了一种咬合指示喷雾，它有助于检测阻挡义齿就位的干扰区域。当 RPD 成功戴入时，用专门设计来检测软组织接触的压力指示膏（pressure indicating paste，PIP）评估基托组织面的软组织接触。首先，将膏体涂在基托组织面。戴入义齿，让患者噘嘴，舔一舔嘴唇，然后做吞咽动作。当患者吞咽时，咽部肌肉就会收缩。此时可评估义齿的边缘延伸。

2. 当您对义齿边缘延伸感到满意时，要求患者紧紧咬一个棉卷。如果患者感到疼痛，需要用压力指示膏检查基托组织面留下的标记，并调磨这些区域（图 2-4）。

3. 在调整基托组织面时，确保不会影响牙尖交错𬌗时的咬合接触。

4. 确保卡环的小连接体不接触牙龈边缘或颊部前庭的软组织。

5. 在牙齿之间放置一张马蹄形的咬合纸，让患者做反复咬合。在取下义齿之前，询问患者两侧牙齿是否均匀相接。患者的感知将有助

于分析咬合纸的标记。在义齿刚刚接触的地方，咬合接触区域会有一个彩色蜡标记。如果牙齿有早接触，咬合面上的蜡痕将从牙齿表面移位，留下一个清晰的中心。这些标记处需要调磨（图 2-5）。

6. 清洁义齿并向患者提供指导（见附录 M）。该义齿必须承担咀嚼力，因此很可能会对承托区造成压力，患者可能会感到疼痛。您可以向患者提供的建议是：在晚上取下义齿，直到疼痛部位恢复，甚至可能需要在白天也取下义齿，仅在用餐时间使用，前提是没有美学区牙缺失；在几天内复诊，以便对义齿进行调整。

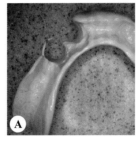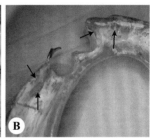

▲ 图 2-4　试戴义齿

目的是评估成品义齿基托组织面对支持组织的适应性。A. 基托组织表面已喷涂压力指示膏；B. 在戴入和给予轻微压力后，压力指示膏显示需要调整的区域（用箭表示）

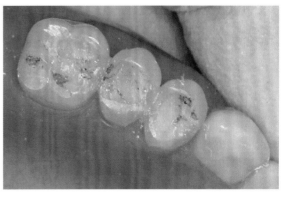

▲ 图 2-5　咬合检查

当患者紧咬咬合纸时，它可提示牙齿早接触的印记。第一前磨牙颊尖上标记有一个清晰的中心，表明有早接触，应降低。其他标记重复同样过程

病例指南 3　重新制作现有的全口义齿

Duplicating an Existing Complete Denture

摘 要

　　患者满意的旧全口义齿可以为我们提供一个评估基准及有用的模板，从而减少制造新全口义齿所固有的一些挑战，例如，制作初印模、建立可接受的咬合垂直距离、牙弓形状和美观的牙齿排列。虽然不能一次性学到所有东西，但复制旧义齿为学生提供了一个制作全口义齿的机会。本病例的目的是介绍制作全口义齿时使用的一些基本程序，包括检查和评估旧义齿、诊断患者主诉的原因、无牙颌的最终印模，以及试戴全口义齿所需要的程序，例如，调整义齿边缘、调整咬合以纠正任何妨碍实现平衡𬌗的问题。

关键词

　　检查；诊断；模板；复制；终印模；调改；咬合

临床程序	口腔科学
<ul><li>全口义齿的诊断和评估</li><li>复制义齿印模</li><li>评估试用全口义齿的步骤</li><li>使用义齿作为个性化托盘</li><li>取咬合记录</li><li>最终义齿的试戴</li></ul>	<ul><li>全口义齿的固位和稳定</li><li>丙烯酸义齿的材料和咬合模型</li><li>义齿加工的技工室调改</li><li>咬合指示剂的特性</li></ul>

一、全口义齿的诊断和评估

（一）病史

　　应获取患者的病史，同时注意可能对口腔产生影响的任何情况或药物。患者曾对他 / 她的义齿相当满意不仅是未来成功的良好预测指标，而且为制造新义齿提供了明确的指导方针。

复制义齿的优点是保留了义齿成功的方面，近期使用义齿时出现的轻微缺陷可予以矫正，可能包括牙齿的轻微磨损和义齿固位的逐渐丧失。

（二）义齿的检查

　　1.将旧义齿放入口中，让患者坐直，放松下颌，让双唇微微接触，下颌骨现在处于息止颌位，放置一个 Willis 量尺在鼻底下方和嘴唇上测量。向上滑动颏部挡块，直到它与颏底轻轻接触，读出刻度上的距离并记下（图 3-1A），这个距离就是息止𬌗垂直距离（rest vertical dimension，RVD）。在不将测量尺从面部移开的情况下，要求患者牙齿闭合，向上移动滑块以再次接触颏底读出这个距离，即咬合垂直距离（occlusal vertical dimension，OVD）。息止𬌗垂直距离和咬合垂直距离之间的差异是患者下颌骨处于息止颌位时牙齿之间的距离，这个间隙称为息止𬌗间隙（interocclusal rest space，IRS），通常为 2～4mm。如果这个义齿已经戴了几年，息止𬌗间隙可能会由于牙齿磨损和骨吸收而增加。息止𬌗间隙是全口义齿最关键的距离之一，如果息止𬌗间隙不够，制作的义齿会让人觉得饱满和不适。如果息止𬌗间隙太大，当牙齿处于正中关系时，患者的面下部会显得不自然地变短。新义齿的垂直距离最好与旧义齿相同，如果息止𬌗间隙大于 3mm，则需要多几毫米。颌间距离允许旧全口义齿与正在制作的新义齿进行精确的比较（图 3-1B）。

2. 要求患者大张口，注意上颌义齿是否下降或下颌义齿是否向上滑脱。注意您是否可以评估上颌义齿的固位情况。握住上颌义齿的前牙，轻轻向下拉，远离剩余牙槽嵴，如果义齿抵抗移位，则表明存在有效的边缘封闭。

3. 站在患者身后，用双手的中指牵开嘴唇，让您可以看到咬合时的义齿。让患者稍微张开下颌，然后再次合上，寻找牙弓两侧及前牙和后牙同时接触的牙齿。如果牙齿没有同时接触，可能会错误地记录下颌关系，并且义齿在行使功能时可能会不稳定。如果下颌向前或向一侧滑动，则表明发生了后牙的咬合磨耗。结果，患者不得不形成不对称的下颌位置以实现后牙之间的接触。

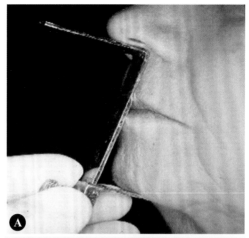

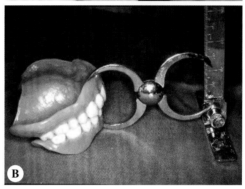

▲ 图 3-1　记录息止𬌗间隙

A. 将 Willis 量尺放置在鼻底下方并靠在嘴唇上，患者处于休息位置，以便记录休息位垂直距离。然后要求患者将牙齿闭合在一起并记录咬合垂直距离。息止𬌗间隙是休息位垂直距离和咬合垂直距离之差。B. 可以用卡尺测量颌间距离，以提供旧全口义齿和正在制作的新义齿之间的准确比较数值

4. 让患者微笑，注意前牙是否水平或与双眼平行，中切牙中线是否在面部中间，与患者确认他 / 她想对牙齿外观做出的任何改变。复制旧义齿时可重新使用略浅或略深颜色的人工牙，如果患者不喜欢牙齿的排列或抱怨牙齿太大或太小，最好使用标准技术制作新义齿而不是单纯复制旧义齿。与患者确认牙齿的颜色是否满意，因为在使用复制技术时，牙齿的大小和位置将在试用义齿中复制。这一阶段也是适合拍摄患者微笑照片的时间。

5. 有充分的证据表明，牙齿脱落会使患者缺乏信心并感到不自在，甚至羞于被他人看到。

在诊所，为了检查而取下患者义齿时应适当考虑患者的心理需求，不允许无关的工作人员因日常事务进入诊室。当您准备好进行口内检查时，提供一些面巾纸和一个碗，并要求患者取下他/她的义齿并将它们放入碗中，当他/她移除义齿时，您可以转身与您的椅旁助手交谈。接着将义齿拿到一边，在工作台上进行检查，如果患者需要的话，让他/她拿一张纸巾遮挡缺损牙列。

6. 检查义齿的抛光面并评估菌斑和污渍的水平。由于使用牙膏清洁义齿，您可能会发现明显的磨损迹象。同时注意口内牙齿磨损的程度，尤其是后牙的牙齿磨损，注意剩余牙槽嵴的突出程度，留意义齿边缘的范围。

7. 尝试将上下颌义齿置于最大牙尖交错位，这是一个明确且唯一的位置，如您可以轻松地重复返回到该位置，这表明义齿具有稳定的最大牙尖交错位。如果牙齿磨损严重，您可能会发现只有当下颌义齿位于上颌义齿前方或一侧时，义齿才会接触。这将表明当下颌处于正中关系位置时，义齿的牙齿没有处于最大牙尖交错位。如果存在这种差异，则应予以注意，因为这将是治疗计划中的重中之重。

8. 将义齿保持在最大牙尖交错位时，使用8字形卡尺测量颌间距离（图3-1B）。这种测量非常重要，因为它可以测量旧义齿的咬合位垂直距离，治疗计划将维持或略微增加这个距离。

9. 使用比色板记录前牙的颜色。

（三）患者的检查

回到患者身边，告知他们您将检查他/她的口腔情况。用手指和拇指牵拉上唇，检查唇部黏膜，使用口镜检查上腭黏膜，轻轻推动剩余牙槽嵴的顶部，以检测是否存在没有骨骼支撑的松软组织，转动口镜以牵拉脸颊并检查两个脸颊的衬里黏膜。牵拉下唇并检查下颌缺牙区牙槽嵴的支持组织，让患者将舌头向左移动，检查口腔底部和舌侧缘的黏膜，让患者将舌头移到另一侧后，重复此检查。现在，让患者抬起舌头并检查舌下区域，在进行望诊时，注意观察唾液的量和黏稠度。将义齿还给患者，如果这时您都没有看到任何异常，就可以告诉患者他们嘴里的皮肤和义齿支持组织看起来很健康。当患者把义齿接过来时可能想询问问题。现在就是时候讨论您的发现，包括您的口腔检查和义齿检查。向患者展示您选择的颜色，并确认这是合适的。

在对病史和检查的初步评估中，您应该做好记录，包括影像资料，如果与助手一起工作，您应该与他对所有观察结果进行讨论（见附录L）。

（四）治疗计划

评估重新制作义齿的标准，首先应该确认旧义齿没有大问题，并且当它们崭新时，患者对各个方面都感到满意。由于后牙的磨损，义齿可能在最大交错位时没有有效咬合。如果患者报告义齿稳定性逐渐丧失，则可能是由于牙槽嵴吸收所致。因此，旧义齿所有不满意的方面都应在复制技术可行范围内纠正，而旧义齿已成功的特征在新义齿中重现，这些包括牙弓的形状和位置、牙齿的大小、显示和排列、义齿边缘的长度和咬合的垂直高度，尽管咬合的垂直高度可能由于牙齿磨损和牙槽嵴吸收而减少了几毫米。在这个阶段，重要的是确定最终的颌间距离，因为这个距离将是即将进行的流程的目标。

在向患者解释治疗计划时使用"复制"一词是不明智的，因为这可能会传达出新义齿与旧义齿完全相同的印象。解释复制技术需要利用旧义齿制作模板，用于帮助制作新义齿，进一步解释该技术要求您首先对旧义齿进行取模，下一次就诊时，您将对患者的义齿支持组织进行取模。

二、复制义齿印模

1. 选择两个齿状上颌超大印模托盘，使用至少三勺藻酸盐粉末、适量水和调拌刀。将托盘放入口内，然后将上颌义齿的咬合面压入藻酸盐材料中，直到义齿边缘与藻酸盐齐平。使用工具或手指将藻酸盐移到义齿边缘和托盘边缘，然后再固定。对下颌义齿重复此程序（图3-2A）。当藻酸盐印模材料凝固后，在至少三个等距位置的义齿边缘周围的藻酸盐区域切割一个V形凹槽。

2. 混合等量的硅橡胶印模材料（silicone putty），包括基础剂和促进剂。混合后少量推入每个义齿的义齿基部凹陷及藻酸盐区域切割的V形凹槽。加量，直到两个义齿的义齿基部区域都被很好地覆盖，并且义齿周围的藻酸盐区域也被硅橡胶覆盖（图3-2B）。

3. 硅橡胶印模材料凝固后，小心地将其与藻酸盐分开，从藻酸盐模具中取出义齿，检查您用硅橡胶制作的义齿模型是否准确，有无大的缺损。

4. 清除附着在义齿上的印模材料，用水冲洗，然后将上颌义齿还给患者。

5. 用火软化 4in² （约25.8cm²）的模型蜡，将其折叠至一半大小，弯成马蹄形，然后将其折叠放在下颌义齿的牙齿上。将义齿放入患者口中，让他/她慢慢闭合，直到他/她感觉到牙齿接触。您可能需要用双手示指将下颌义齿支撑在下牙槽嵴上，这样患者闭合时义齿就不会移动，这个过程提供了一个上颌的正中关系位的确定。技工室将使用咬合记录来连接上颌和下颌模型，正是在这个位置，牙齿将排列成最大的牙尖交错位（图3-2C）。从患者口内取下带有蜡殆记录的下颌义齿，让患者取下上颌义齿以便于测量颌间距离，将上颌义齿放入蜡咬合记录中，并在保持义齿最大咬合的情况下，测量颌间距离，它应该符合您为新义齿的咬合垂直距离设定的目标。如果蜡殆记录已超过目标颌间距离，请移除咬合记录并使用较少的蜡重复确定的颌位关系，直到达到所需的颌间距离。请注意，如果在试用义齿时必须进行新的颌位关系记录，它将失去使用复制技术的优势。当患者满意后，取出咬合记录并将义齿归还给患者。

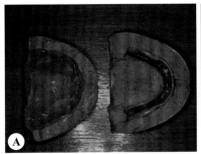 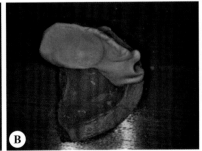 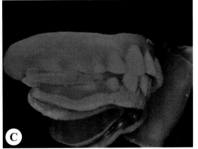

▲ 图 3-2 复制义齿印模

A. 藻酸盐印模材料已装入超大的印模托盘，两个义齿的咬合面和磨光面均已压入藻酸盐中；B. 硅橡胶印模材料已部分适应义齿基托的贴合面，并覆盖周围的藻酸盐区域；C. 旧义齿的咬合记录是用加热的蜡制成的

6.印模和蜡殆记录应依照推荐的时间放置在消毒溶液中，然后送到加工厂，加工厂设计单应包括您选择的颜色并包含以下要求。

加工厂要求

1.请在义齿的藻酸盐印模上涂上蜡。

2.请将藻酸盐和硅橡胶印模放在一起，并用自聚合丙烯酸树脂浇注空隙。

3.请取回藻酸盐模型并用齿科石膏灌注牙齿模型。

4.请取出从硅橡胶模型中复制的丙烯酸树脂义齿，并修整义齿边缘多余的材料，以及由于印模缺损造成的义齿基托表面的缺陷。

5.请修剪硅橡胶模型，将义齿复制品放在模型上，并使用蜡殆记录在不可调殆架上咬合上颌和下颌模型。请使用某种形式的键或锚固，以确保硅橡胶模型可以很好地附着在咬合架的石膏固定架上或者在必要时允许它们重新定位。

6.请一次拔掉一颗蜡牙，然后以相邻的蜡牙为指导插入一颗树脂牙，并使用旧义齿的石膏模型确认牙齿排列，直到整个牙齿排列完成。

三、评估试用全口义齿的步骤

1.您应该会收到带有丙烯酸树脂基托的试用义齿，该基托安装在咬合架上的硅橡胶模型上。

2.从咬合架上取下下颌试用义齿，并用患者的下颌义齿替换，它应该能很好地适应模型。合上咬合架，确认新试用义齿的牙弓形状、覆殆覆盖与患者旧义齿的关系与试戴下颌牙的关系相同。通过将试用义齿与患者的旧义齿匹配，您可以确定旧义齿的关键距离的数据已转移到

试用义齿上。如果使用新的颌位关系，后牙接触可能不同。

3.从咬合架上取下两个义齿，用清水冲洗，向患者指出义齿是新的，颜色是上次就诊时选择的，如果义齿各项特征和最大牙尖交错位是正确的，您将可以取新的印模。重要的是，当您将试用义齿放入患者口中时，患者会明白尚未制作印模，因此，试用义齿不会很好地适应义齿支持组织。您可以在上颌义齿中使用少量义齿粘固剂，因为它不会像旧义齿那样适合剩余牙槽嵴。

4.上颌义齿就位后，您和患者可以确认义齿的颜色和大小是否正确，外观是否刚好与旧义齿相同。

5.将下颌义齿放入口中并确认患者闭合时牙齿同时咬合至最大牙尖交错位。您需要用双手的中指压在义齿的颊侧磨光面上来稳定下颌义齿的两侧。您的手指压力由颏部下方的拇指轻轻支撑，就像您在确定下颌颌位关系时所做的那样。另外，您现在应该对这项技术很熟悉了，请用双手示指提起下唇，这样您就可以看到牙齿咬合接触。

这项操作可能需要一定练习才能熟练，但坚持一定会有回报的。

6.当您和患者对试用义齿感到满意时，您就可以进行下一步了，即在两个义齿基托上取印模。

四、使用义齿作为个性化托盘

1.试用义齿基托将是用于制作最终印模的合适托盘，它已经确定义齿边缘处于正确位置，既不会过度延伸也不会延伸不足。接下来的流程类似于重衬义齿时的流程，首先，必须去除试用义齿的义齿基托表面的任何倒凹。如果不

去除倒凹，最终印模将无法从石膏模型中取出。

2. 当完成准备、清洁和干燥后，义齿基托区域应刷上一层薄薄的印模材料粘固剂，轻体印模材料适用于上颌印模，而常规基体材料适用于下颌印模。

3. 在下颌义齿中装入混合材料，在没有手柄的情况下，握住前牙区并将其放入口中。用双手示指将义齿固定在下颌牙槽嵴上，用相对的拇指放在下颌下方支撑示指。您需要向内旋转手指，稍微弯曲手指以使指关节接触，这是为了让患者噘嘴并确定义齿边缘。当您要求患者伸舌时，将手指分开。

4. 取上颌印模，就像取初印模一样，注意完全固定好试用义齿，这样在就位时，只有一层薄薄的印模材料覆盖义齿贴合面。

使用试用义齿作为印模托盘来制作最终印模是复制义齿的关键阶段，如果试用义齿没有很好地就位，义齿基托和咬合可能在最终义齿中不能对齐。由于有两个印模，对齐错误发生的概率可能会成倍增加。因此，在将试用义齿送回加工厂之前，有必要进行最终的咬合记录。

五、取咬合记录

1. 用剪刀修剪任何多余的固定印模材料。

2. 将上颌义齿放入口中并评估固位，让患者张口，如果试用义齿的固位不佳，最终的义齿也不会更好。由于腭后部封闭或后堤区的存在，预计固位只会有轻微的改善，沿上颌义齿后缘有一个嵴可以略微压迫上腭组织，以增加边缘封闭。

3. 使用快速凝固的硅橡胶咬合记录材料，材料从模型枪中被挤出的同时发生混合。在下颌义齿的后牙上打一条线形的材料，握住义齿的前牙区，将义齿放入口中，让患者慢慢闭合

并在感觉到牙齿接触时停下来。您必须要求患者轻轻闭合以确保义齿基托不会因过早的咬合接触而移位。

4. 材料凝固后，取下两个义齿，后牙上应该只有一层薄薄的咬合记录材料。使用咬合记录作为指导，将两个义齿以最大的牙尖交错位放在一起。检查咬合关系，它们应该与您之前的印模相同，如果不同，则可能有两个明显的原因。首先，有一个或两个义齿在印模过程中没有正确就位，并且不再处于原来的对齐状态；其次，在确定颌位关系时基托移位了，或者患者没有放松并在他/她闭合牙齿时将下颌偏向一侧。如有必要，重复您认为发生问题的步骤，在解决此问题之前，您不应继续进行后面的步骤。

加工厂要求

1. 请用齿科石膏灌注模型，注意保留所有边缘。

2. 请使用咬合记录来连接上下颌试用义齿。

3. 请对牙齿排列进行必要的调整，以实现最大的咬合。

4. 请完成义齿并在加工后重新试戴，以减少咬合错误。

六、最终义齿的试戴

义齿加工完成后，咬合面通常存在小的问题需要调整。义齿基托是一个刚性表面，它将压迫不均匀就位的义齿支持组织。有的牙医建议给患者新的义齿后，让患者至少先佩戴一周，以便他们"磨合"。然后当疼痛点变得明显时，就可以调整义齿了。这是一个懒惰和冷漠的选择，也是建立高质量操作的短视策略。在患者发现之前就检查存在的问题是非常重要的，

这将确保患者对治疗过程的信心，也使您提供的服务质量不会因发现新义齿存在缺陷而受到影响。

应该调磨义齿的基托表面并轻轻抛光，以去除由于丙烯酸树脂被压入石膏模型的气泡中而产生的轻微粗糙感，您指尖触摸时不应感到任何粗糙的东西。

在您要求患者取下他 / 她的旧义齿之前，请说明试戴新义齿可能需要一段时间，因为您希望确保一切顺利。患者可能认为您把义齿给他们后就可以起身带着义齿离开。当然，我们希望需要做的调整很少，如果这个过程花费的时间太长，并且有几次尝试"让他们适应"，患者会开始认为义齿做得不够好。

1. 用压力指示剂喷洒两个义齿的全部基托面，这种材料很昂贵，但非常有效。另一种方法是使用一次性刷子用压力指示膏覆盖基托面，并向患者解释你在做什么。

2. 将上颌义齿放入口中，轻轻按压戴入，立即询问是否有任何疼痛，如果有，取下义齿，您将能够检测到黏膜上疼痛压力的确切部位，因为糊状物会在那个部位移位。最常见的压力部位是切牙乳头、硬腭和后堤区。使用塑胶修剪器在压力点上去除薄层丙烯酸树脂，擦去碎屑，重新喷涂，然后重新戴入义齿。

3. 用示指将义齿支撑在上腭，让患者将上唇向下拉，噘嘴，松开下颌，最后要求患者下颌左右来回摆动。进行这些运动的目的是为了评估功能状态时义齿边缘不会导致义齿移位。在取下义齿之前，轻轻拉动义齿检查固位力。如果难以移除，请旋转义齿以破坏后缘封闭。如果仍有阻力，将左手示指滑动至颊侧后缘，用指尖指甲面将义齿向下推。

4. 您可能会发现在容纳唇系带的倒凹深处存在压力，另外还要查看上颌结节周围的颊侧边缘，看看当患者下颌左右来回摆动时，义齿边缘是否存在张力。降低挤出糊剂处的义齿边缘的高度，并覆盖一层新的压力指示膏重复该过程。

5. 当您对义齿基托面没有疼痛或过度伸展感到满意时，将义齿交给患者，并询问其感觉，期待能得到积极反馈。

6. 当上颌义齿舒适稳定后，再在下颌义齿上进行相同的操作。用压力指示膏覆盖义齿基托面后，将下颌义齿放入口中，用双手示指轻轻按压前磨牙使义齿就位。

7. 首先，像处理上颌义齿一样处理任何可能的疼痛点，然后通过要求患者伸出舌头、噘嘴和吞咽来检查边缘伸展。当患者试图吞咽时，您必须让手指滑到基托磨光面上，以便牙齿接触在一起。取下义齿并检查是否过度伸展，特别是在舌后缘处，这可能会干扰吞咽过程中收缩肌的张力。

8. 当您调整好义齿边缘并清除糊状物和碎屑后，将义齿重新就位，并确保它在患者张开嘴和舔上唇时保持稳定。如果下颌义齿在这些轻微的运动中移动，咀嚼时肯定会不稳定。

9. 戴入上下颌义齿并检查咬合情况，用双手示指牵开每侧的嘴唇，以观察牙齿的最大牙尖交错位。用双手中指在后牙附近的颊侧边缘上轻轻用力按压，让患者轻轻闭合，确保您的指尖不会卡在上下颌牙齿之间，您应该看到牙齿同时咬合到最大的牙尖交错，而没有任何过早的接触或滑动。重复此过程几次，同时确保上颌义齿在闭合到最大牙尖交错位时不会旋转或向前移动。如果您可以在任一义齿进入最大牙尖交错位时检测到可见的移位或滑动，您应该考虑以更精确的方式检查咬合。使用一些快速凝固的咬合记录硅橡胶，像您在制作义齿时那样做记录。注意判断您是否能够使用咬合纸作为指导来纠正咬合问题，或者是否需要将义齿送回加工厂重新加工以进行咬合调整，如果有疑问，最好在远离患者的地方进行调整。调磨新义齿的咬合面会对患者的信心产生非常负面的影响，这可能是以后患者认为义齿制作不好的一个原因。

10. 如果咬合接触看起来令人满意，请使用咬合纸进行更细致的咬合调整。与病例指南 2 中咬合纸的使用一样，询问患者两侧的牙齿是否大致均匀接触。咬合纸上的咬合接触印记可能是均匀分布的，但这并不意味着所有牙齿同时接触。这些印记可能是义齿因接触不均而倾斜后导致的。早接触点可能会在牙齿上留下更明确的印迹，呈现为一个小的中心点，它所对应处的咬合纸上的蜡已经完全被挤压掉了。少许磨除印记最重处的人工牙材料，然后重复该过程。在您实现所有牙齿同时接触之前，这可能是一项耗时的工作。当患者咬合稳定时，应发出单一的坚实声音，而不是一连串轻微的声音。您对最终义齿所做的调整越少越好，调整不仅耗时，而且对于患者对新义齿形成积极态度的过程来说是一个糟糕的开始（见附录 L）。

向患者建议病例指南 1 中列出的关于新义齿的使用和清洁的方法，在患者离开前预约第一次调整的时间。

病例指南 4　上颌和下颌全口义齿

Complete Maxillary and Mandibular Dentures

摘　要

　　诊断现有全口义齿存在的问题对于成功设计具有现实性和可实现性的新型义齿至关重要。医生必须分配足够的时间来听取患者的意见，检查现有的义齿，思考改进方案并应用于新义齿的制作。当然，始终存在着一个选择，即不做任何改进。在全口义齿的制作中，存在着几个挑战。经验不足的临床医生常面临的挑战是印模的制取及颌位关系的记录。

　　临床调研后可得出结论，导致义齿失败的原因常常是错误的咬合关系及错误的垂直距离。通过使用蜡挡（wax stop）来准确定位印模托盘，可以更容易获得满意的初印模。本病例的目的是集中讨论现有义齿的一些问题，从而证明单纯的复制技术并不适用于义齿的制作。它将汇集早期病例指南的经验，从一开始就管理制作全口义齿的各个阶段。本病例指南的新挑战是诊断、制作初印模及颌位关系的记录。

关键词

　　诊断；评估；投诉；解决问题；修改托盘；初印模；中性区；颌位关系记录

临床程序	口腔科学
• 全口义齿的诊断和评估	• 义齿不适的解决方法
• 无牙颌托盘和蜡挡的使用	• 使用剩余牙槽嵴作为排列义齿的指南
• 制作终印模个性化托盘	• 恢复正中咬合关系
• 制作𬌗堤	
• 修整𬌗堤	
• 颌位关系记录	
• 评估试戴义齿	

一、全口义齿的诊断和评估

　　在病例指南 3 中，我们假设患者对自己的义齿感到满意，只是希望有一个新的、良好固位性能及未经磨损的义齿。而在本病例中，假设患者会遇到一些长期存在的关于现有义齿的问题，您可能会听到的关键词是"它一直是……"。

您需要对患者的抱怨进行评估，以便向他们建议如何解决这些问题，或者告知他们是否存在除种植固定义齿以外的解决方案。你需要倾听、检查和思考他们的所有问题。

（一）倾听

花费时间来听患者的故事，这将避免以后的许多问题。我们的患者所描述的关于各自义齿的经历提供了对未来修复最可靠的预测。积极倾听不仅仅是让患者说话，而是提出问题、解释和追问不满的原因，以协助诊断。例如，询问患者是否一直存在特定的问题。如果一个患者有几副义齿，并且每副都戴了很多年，表示该患者的适应性很好。如果一个患者有很多副无用的义齿，再加上有与其他牙医关系破裂的迹象，这预示着治疗会有阻碍。当然，这不代表一个过去有很多治疗抱怨史的患者并没有真正的问题需要解决，也不意味着一个过去一直很满意的患者不会有相当高的治疗期望。

我们在初诊中面临的挑战是要弄清楚患者的抱怨是否合理，但必须谨慎对待，不能因为看不出有什么问题而驳回抱怨。疼痛和不适对患者来说是真实的，即使我们无法理解、无法解决它，我们也应该接受患者的问题。值得一提的是，我们可以通过临床中可信的统计数据来确认患者的不满是否和其他病例相似。这也巧妙地强化了这样一个概念：义齿佩戴者遇到的困难不可能都是由不称职的牙医造成的。Lechner、Champion 和 Tong 针对患者对义齿不满的原因进行了研究。他们的研究结果总结如下。

1. 上颌全口义齿和下颌全口义齿同样存在许多问题。

2. 最常见的不满是义齿松动（42%）。

3. 该主诉通常与义齿组织面相关的黏膜疼痛（37%）有关。

4. 进食困难的情况较少（6%）。

5. 恶心（2.4%）和美学（5.6%）的问题仅限于上颌义齿。

该研究仅报告了 114 名转诊到牙科医院接受治疗的患者，因此，在不同人群中可能存在一些差异。

（二）检查

诊断的下一步是对口腔和现有义齿进行彻底检查，回顾病例指南 3 中关于口腔检查的内容，口腔状况的检查对于评估患者的主诉至关重要。过去人们通常认为，严重的骨吸收留下的扁平无牙颌牙槽嵴是患者佩戴义齿的困难标志。但是有一些令人惊讶的证据表明，患者满意度与口腔状况之间没有明确的关系。然而，我们仍有必要告知患者义齿无法代替天然牙功能的局限性（见附录 B 中"剩余牙槽嵴的解剖结构"）。

回顾病例指南 3 中关于义齿检查的指南，并遵循该指南评估现有义齿。回顾附录 D 中"常见义齿问题答疑"，在检查过程中，应该能够发现患者不满的原因。如果牙医仍无法将患者的困扰与义齿的检查结果相联系，也必须告知患者。

（三）思考

不要急于做出诊断，而是仔细思考所有证据，将它们整合在一起，以充分了解问题。治疗方案之一便是不进行任何处理，如果我们看不到新义齿如何在现有义齿的基础上得到改善，我们应该告诉患者，他们会感激你的坦诚，甚至可能会要求再尝试一下。如果有尖锐的骨嵴之类的问题，新义齿的疼痛也不会减轻。如果您对解决患者的问题有一些想法但是超出了您的能力范围，可以建议患者转诊到更有经验的同事，甚至专家那里。重要的是，要让患者明白，不要试图将所有问题交给您解决。

二、无牙颌托盘和蜡挡的使用

在病例指南3中，患者现有的义齿被用于制作无牙颌牙槽嵴的印模。如果现有的义齿基托没有良好的固位性及稳定性，通常可使用普通托盘制取初印模。由于普通托盘很少完全适合无牙颌的解剖形态，因此，可以制作个性化托盘以制取终印模。因此，整个印模过程分两次进行。

用于制作局部活动义齿初印模的托盘是齿状托盘，具有盒状轮廓，旨在适合自然牙列。而用于制作无牙颌的托盘是圆形轮廓，以适合剩余牙槽嵴。成品托盘有各种尺寸，但即便如此，也很少适合所有的形状和深度。因此，临床工作中面临的挑战即是在不过度伸展的情况下，采用成品托盘记录牙槽嵴和前庭沟的全部

范围。出于这个原因，建议在制作初印模之前使用软蜡挡对成品托盘进行修改，该策略是在托盘中加入四个挡板，使其远离牙槽嵴，并防止托盘边缘干扰义齿边缘的确定。蜡挡还有助于托盘的定位，使其均匀就位于牙槽嵴上。通常可以使用现有的义齿来帮助医生选择最接近剩余牙槽嵴尺寸的托盘。

1. 撕下一块柔软的蜡，大约一个边长 1/2 英寸（1cm）的立方体大小。在一侧的第一磨牙位置将其压入托盘以形成挡板，将挡板塑造成一个横跨托盘深度的"墙"。同样，在另一侧的第一磨牙区域也放置类似的挡板。此外，在每侧的尖牙区域放置类似的蜡挡板（图4-1）。

2. 将下颌托盘放入口中并将其放在牙槽嵴上。当它处于良好位置时，施加足够的压力以在四个挡板中对剩余牙槽嵴形成压痕。

卸下托盘并寻找以下特征：①每个挡板都有一个嵴状凹痕；②嵴状凹痕均匀分布在托盘周围；③每个挡板的厚度足以使托盘的边缘远离颊侧前庭沟底及舌侧口底。

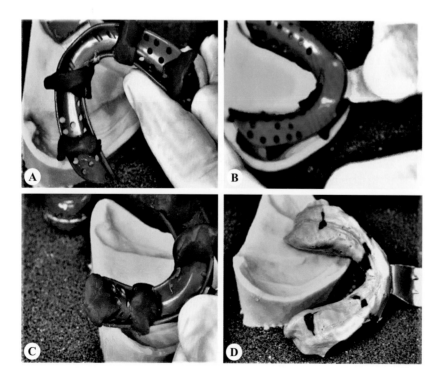

◀ 图4-1　用蜡挡制作初印模
A. 软蜡挡块已放置在托盘中；B. 硅胶模具用于演示托盘的放置；C. 挡块显示剩余牙槽嵴的压痕并防止托盘撞击前庭沟；D. 挡块在印模中清晰可见，并保持托盘边缘远离前庭沟，通过印模材料而不是托盘来确定义齿边缘的范围

3. 如果需要，重新定位一些蜡挡块，并更换托盘，直到满足上述特征。

4. 回顾病例 2 和病例 3 中列出的无牙颌初印模指南。在托盘上涂抹粘接剂并准备混合藻酸盐印模材料。

5. 当您放置装载藻酸盐材料的印模托盘时，尝试使用蜡挡板将其定位，引导托盘就位。制好的印模应该显示蜡挡块的位置，而托盘的边缘不应透过印模材料露出来。

将印模放入冷的消毒溶液中一段时间，再用湿纸巾包好并送至加工厂。接着使用光固化丙烯酸制成个性化托盘并按要求在剩余牙槽嵴上方使用 2mm 的垫片制作个性化托盘，并且保持托盘的边缘距颊舌侧黏膜转折处约 2mm。托盘上应开有固定孔，以帮助印模材料黏附在托盘上。

如果这些初印模准确并且适当地进行边缘整塑，则终印模的质量将得到极大保证，从而保证最终义齿的适应性。因此，不要试图忽略在初印模制作中的任何错误并期望这些错误可以通过后期调整来修正。

三、制作终印模个性化托盘

在患者到达之前，检查加工厂制造的个性化终印模托盘。最重要的是，托盘边缘已经修整到颊侧前庭沟和舌侧口底附近，否则最终印模的边界将由托盘决定而不是由患者口腔肌肉组织的功能活动范围决定。如果托盘边缘的任何部分太长，请在模型室使用丙烯酸修剪器将其剪短，因为在操作区产生的灰尘会影响其清洁度。

选择具有适当稠度且在固化时尺寸稳定的印模材料，大多数轻体印模材料太容易流动，不适合全口义齿印模，中等强度的弹性材料则

更合适。印模材料将需要粘接剂以粘接到托盘上。

当医生对上颌印模感到满意时，使用不褪色的记号笔在后堤区的位置上进行标记，帮助定位义齿上腭后缘。如果您不确定义齿的边缘应该延伸多远，请在口腔中寻找软硬腭交界处的两个或四个凹坑，即腭小凹。标记它们并小心地替换印模，以便在印模上做标记，以此来转移后堤区的位置。接着在翼上颌切迹和腭小凹之间画出坝后线并请技师在后堤区上画线，以便咬合边缘有足够的固位力。

四、制作殆堤

要求技师灌注石膏模型，并为上颌和下颌义齿制作殆堤。殆堤放置在蜡或虫胶基托（shellac base）之上，以确定义齿牙弓形状的大小和位置，它们还将用于颌位关系的记录。殆堤必须很好地与石膏模型相适应，以便在下次检查过程中保持稳定。要求加工厂制作虫胶或光固化丙烯酸基托，并用增力丝加固两侧。如果咬合边缘的基托是由蜡制成的，那么，它在口腔温度下很快就会变形，并且边缘将变得不太稳定而无法使用（图 4-2）。

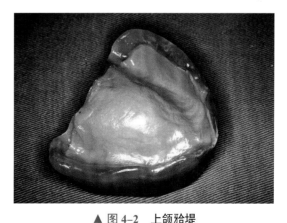

▲ 图 4-2　上颌殆堤
上颌殆堤使用虫胶基托制作，以确保在新义齿制作的过程中保持稳定

为了避免下次就诊时耗时在咬合边缘进行修改，需要至少确定两个重要的因素，即上颌殆堤的垂直高度和上颌殆堤到切牙乳头的水平距离。这两个测量值可以从现有的义齿中转移，但如有必要，可以进行修改。上颌殆堤的垂直高度代表上颌义齿殆平面的位置，这是一个重要的指标，因为它会影响患者在静息和微笑时上颌牙齿的露出范围。上颌中切牙切缘到切牙乳头的水平距离是整个上颌牙弓水平位置的指南，该距离通常约为8mm，但可能有所不同。可以使用Alma测量仪（Schottlander，英国）（图4-3）记录这些尺寸。技师也需要使用Alma测量仪将这些测量值转移到殆堤上，当然，也可以使用8字形卡尺进行测量。

五、修整殆堤

确保加工厂技师按照您要求的位置和范围

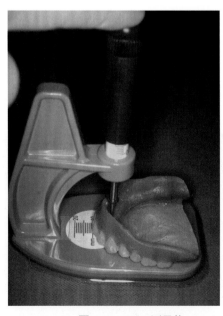

▲ 图4-3　Alma测量仪
Alma测量仪可用于记录从切牙边缘到现有义齿切牙乳头的垂直和水平距离。该尺寸为新义齿殆堤的制作提供了有用的指导

制作后堤区，并确保殆堤很好地适合模型的凹槽。测量上下殆堤的切端高度，如果距离大于现有义齿，则可切掉均匀厚度的蜡来降低殆堤高度。

1. 向患者解释殆堤不会像最终义齿那样精确。上颌殆堤边缘甚至可能需要一些义齿固定剂来保持它在适当的位置，以便您对它进行评估及颌位关系记录。将上颌殆堤放入口中，用一根手指在上腭处用力按压，一边按一边询问是否有疼痛感。如果患者感到舒适，您可以适当评估固位力。如果您去掉手指支撑殆堤也没有掉下来，您将能够继续检查上颌殆堤的情况。

2. 本次就诊时应修改上颌殆堤边缘，使殆平面在前部与瞳孔连线平行，在后部与鼻翼-耳屏线平行。上颌殆平面应刚好在上唇下缘的下方可见。技师将参考此平面作为排列上颌牙齿的指南。将福克斯殆平面板（Fox plate）置于上颌殆堤平面上，使上颌殆平面的定位更容易。在上颌殆堤划一条与面部中心重合的线，这将用于确定中切牙的位置。由于很少有面部是绝对对称的，因此，面部中心的位置并不总是很明显。一般来说，最好找到双侧瞳孔之间的中心线，即使鼻子、嘴巴和面部其他部位不对称也没关系（图4-4A）。必须尽可能准确地确定咬合平面和中心线的水平。因此，在本次就诊时，纠正义齿的这些基本轮廓可使随后就诊时试戴义齿花费的时间更少。

六、颌位关系记录

颌位关系记录是使用殆堤记录上下颌之间正确的垂直距离和正中关系（见附录D中"在正中殆恢复正中关系"），这是制作全口义齿的最重要阶段。它必须满足以下要求。

1. 必须在患者可接受的咬合垂直距离（OVD）下进行记录。

2. 必须在髁突位于颞下颌关节凹生理后位时进行记录。这是一个即使没有牙齿，颌骨也可重复定位的颌位，被称为正中关系位。

3. 必须在上下两个义齿基托稳定就位于剩余牙槽嵴时进行记录。

很明显，为了满足上述标准，义齿基托应与剩余牙槽嵴相适应，同时应正确修整用于定位上下颌位的𬌗堤，避免其对义齿基托施加任何不均匀的压力。颌位记录时不均匀的压力会被复制到终义齿上并导致咬合错误。

4. 当上颌𬌗堤正确修整后单独戴入口内，按照病例指南 3 所述，使用 Willis 量尺测量息止𬌗垂直距离（RVD）。

5. 将下颌𬌗堤带入口内并轻轻按压两侧，确认其无戴入不适。嘱患者闭口，再次使用 Willis 量尺测量咬合垂直距离（OVD）。许多情况下，OVD 将大于仅上颌𬌗堤就位时测量的 RVD。如果出现这种情况，应该修剪下颌𬌗堤高度直到 OVD 小于 RVD 4mm，其中包括息止𬌗间隙（IRS）3mm，和 1mm 咬合记录材料的厚度，从而不增加原设计的 OVD。

6. 当 OVD 比 RVD 小 4mm 时，做一个临时的咬合记录。部分切除下颌𬌗堤两侧第一磨牙区域制作凹陷以容纳蜡记录材料（图 4-4B）。在上颌𬌗堤两侧第一磨牙处的𬌗平面左右两侧分别切出 2 条 V 形沟，并在 V 形沟内涂一层凡士林。在丁烷火焰上软化咬合记录蜡，直到蜡的颜色变浅变软，然后将豌豆大小的记录蜡放置在下颌𬌗堤凹陷处。这些软蜡记录材料应该在上下颌𬌗堤均匀接触的情况下进行颌位记录（图 4-4C）。

7. 将上颌𬌗堤先放入患者口中，然后把下颌𬌗堤放入并使用食指将其固定在下颌牙槽嵴上。嘱患者缓慢闭口的同时向上移动手指，避免在闭口过程中引导下颌运动。在 30s 内，软蜡将冷却变硬。嘱患者稍微张口并取出可能相互粘连的上下颌。必要时分离上颌𬌗堤和下颌𬌗堤，并更换口腔中的两个𬌗堤。再次使用 Willis 量尺测量 RVD，在测量之前，可以嘱患者重复发 M 音有助于下颌位于息止颌位。然后，当 Willis 量尺仍然贴着面部时，要求患者闭口，再次读取 OVD 值。RVD 和 OVD 的差值应该是 3mm 的 IRS。如果 IRS 小于 3mm，应该进一步降低下颌𬌗堤高度，或者将蜡片加热到更高温度后记录。如果 OVD 过大，则没有必要进行最终的颌位记录。

8. 戴入上下两个𬌗堤，并用食指稳定下颌𬌗堤，嘱患者轻轻闭口，观察下颌𬌗堤停止闭口时与上颌𬌗堤的咬合接触。确保除了两侧后牙区记录蜡的接触外，上下颌蜡堤之间有一个均匀的空间。如果上下𬌗堤在记录蜡以外的部位接触，则表明有早接触（图 4-4D）。如果该颌位关系被采用，则正中咬合中的早接触将应用到终义齿中。与终义齿戴入后再进行广泛的咬合调整相比，最好在此之前去除记录蜡，修整早接触区域的𬌗堤，并重新确定颌位关系。

9. 当对这个临时记录感到满意时，去除记录蜡，然后使用咬合记录硅橡胶覆盖下颌𬌗堤整个咬合面重复记录颌位关系。

10. 不要试图忽略在颌位关系记录中的任何错误并期望在以后的治疗中纠正。

查看附录 A 中"牙科材料简介"的指南以选择牙色并决定义齿的形状。

大多数义齿制造商可提供的前牙形状为正方形、锥形或卵圆形。过去人们试图根据面部形状选择匹配的牙齿形状，目前此指南已经被弃用。因为人们已经注意到，方形脸的患者并不一定拥有方形牙齿。如果可以选择一种形状

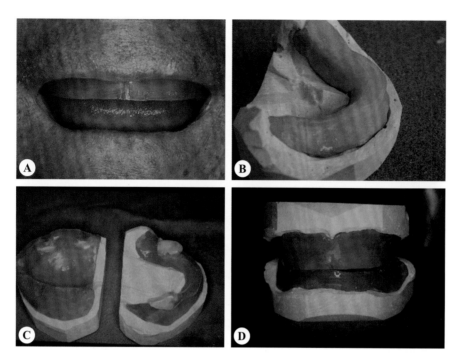

◀ 图 4-4　进行初步颌位关系记录

A. 上颌𬌗堤已被修剪水平，并标出瞳孔连线和中线。B. 在下颌𬌗堤的第一磨牙区域去除部分材料形成凹陷，以容纳软蜡记录材料。C. 在上颌𬌗堤的磨牙区域切出深沟。在下颌蜡堤的对应区域放置软蜡条。D. 在进行初步颌位关系记录时，可以明显看到右尖牙区的咬合边缘之间存在早接触，下颌咬合平面需要进一步降低，才能进行最终的颌位关系记录

的话，请选择一种混合齿形，如方形和锥形。前牙的大小非常重要，这并不是因为要遵守严格的面部协调和美容指南，而是因为患者的自我形象和个人选择起决定性因素。当然，对于有兴趣重获面部青春和美丽的患者来说，我们还是有很多可以提供的，我们将在病例指南 10 中进行回顾。

虽然面部较小的人并不一定就有小牙齿，但是在牙齿大小和面部大小之间取得平衡是明智的。有些患者会表达对更白、更小的义齿的渴望，这可能是因为他们深知自己的天然牙已经掉了，希望义齿越小就越不明显。如果患者以前有义齿，则可以从这些牙齿的大小开始选择。牙医绝不能以自己可能更了解情况为理由否决患者的选择。

七、评估试戴义齿

评估的第一步是确认上次就诊时的记录，按照您制作的顺序检查每个记录。如果检测到错误，最好先纠正它再继续下去，改变牙齿的整个排列非常耗时，可能需要额外增加就诊次数。需要确认的记录包括牙齿选择、咬合平面水平、中线和颌位关系记录。颌位关系记录包括 IRS 和正中关系记录。您需要再次使用 Willis 量尺测量 IRS，但请注意，试戴义齿提供了另一种评估 IRS 的方法。

在试戴义齿时，让患者从 60 到 70 大声数数（英文）。这需要在舌尖和上颌前牙区后方的腭皱之间反复发出 S 音。S 音还要求上颌和下颌前牙之间有一个约 1mm 的间隙。如果 OVD 正确，当您从一侧观察患者数数时，您应该能够看到切牙之间的这个间隙。如果 OVD 过大，在患者数数时，前牙会接触，甚至可能听到牙齿撞击的声音。你需要向患者解释，你不是在评估声音的质量，而是评估牙齿之间的间隙。

1. 如果您得出 IRS 不足的结论，则必须重新进行颌位关系记录。移除所有下颌后牙，并确认通过这样做可以提供足够的空间，以在 OVD 降低的情况下进行新的垂直关系记录，同

时可以使用咬合硅橡胶重新记录。如果您需要将 OVD 降低 1mm 以上，则可能需要在重新进行颌位关系记录之前移除所有下颌牙齿，包括前牙。此时您必须将试戴义齿退回加工厂，要求他们重新制作模型并完成新的牙齿排列。技师可能提出采用关闭𬙋架上的销钉的方法以达到与重新制作模型相同的结果。请一定不要使用这种快捷方法，因为它不如重新安装试戴义齿那么准确。附录 E "不使用面弓的临床局限性"解释了该错误的发生原因。

2. 如果义齿中线不正确，则移除试戴义齿两侧的上颌侧切牙。取下位于中线不正确一侧的中切牙，用热蜡刀加热牙槽窝中的蜡，直到其熔化，然后将切牙放回正确位置。将另一颗中切牙向中线移动，使它们之间没有空隙。请加工厂技师重新排列牙齿，需要注意的是，这是牙医在椅旁犯的错误。

使用上颌牙齿的特写照片有助于确认中心线和双侧瞳孔连线。打印照片或将其显示在大屏幕上，以便您和患者都可以观看。牙齿的颜色和大小将是患者考量并认可的重要特征。

3. 如果前牙的水平面与双侧瞳孔连线不平行，确定哪一侧在说话和微笑时露出合适的牙齿数量。取下另一侧的尖牙并重新定位，使其与所选尖牙处于正确水平。向患者展示改变后的前牙平面，并拍摄照片。

4. 如果患者不接受牙齿大小或颜色，则只能要求技师进行更换。病例指南 10 介绍了全口义齿的美学要点，并将介绍改变前牙排列的技术。

如果试戴义齿似乎包含了上次就诊时计划的所有特征，则可继续检查试戴义齿的其他方面，即牙弓的大小和位置。加工厂技师将使用剩余牙槽嵴作为指导来排列义齿。过去，人们普遍认为义齿应排列在剩余牙槽嵴顶上，其中一个原因是将咀嚼力的方向引导到倾向于保持义齿稳定性的方向上。这一原则的缺点是，当剩余牙槽嵴吸收时，它不会保持与拔牙前相同的形状和位置。如果义齿排列在再吸收牙槽嵴的顶部，它们将不会与天然牙占据相同的位置。因此，研究骨吸收的模式有助于预测义齿的排列如何被剩余牙槽嵴有效地引导。如果上唇和下唇的支撑都令人满意，则可以完成试戴义齿的正确牙弓位置的评估。有关更多信息，请参阅附录 D "使用剩余牙槽嵴引导义齿排牙"。

最后，仍然要提醒患者，一旦完成义齿的制作，将无法进行进一步的更改。如果您能够在患者微笑的情况下拍摄照片，那么值得给患者拷贝一份。如果患者对试戴义齿外观的任何方面有另外的想法，最好尽早提出，否则为时已晚。

参见病例指南 3 中"最终义齿的试戴"。

参考文献

[1] Lechner SK, Champion H, Tong TK. Complete denture problem solving: a survey. Aust Dent J 1995;40(6):377–380.

[2] van Waas AJ. The influence of patient's satisfaction with complete dentures J Prosthet Dent 1990;63:307–310.

[3] van Waas MA. Determinants of dissatisfaction with dentures: a multiple regression analysis. J Prosthet Dent 1990;64(5):569–572.

病例指南5　天然牙列对颌的单颌全口义齿

The Single Complete Denture Opposed by a Natural Dentition

摘 要

　　由于义齿必须适配现有的天然牙弓，上下颌的单颌全口义齿均面临着特殊的挑战。由于上颌牙通常先于下颌而缺失，因此，最常见的单颌全口义齿是上颌单颌全口义齿。为了给上牙弓建立一个合适的位置，并适应下颌天然牙列，必须对上牙弓进行适当的修整。天然牙列的稳定咬合会将正常咀嚼力传递到单颌全口义齿上，从而造成义齿移位。因此，通过减少功能殆期间单颌义齿的动态咬合接触干扰，最大限度地提高义齿的稳定性尤为重要。本病例指南介绍制作适配于对颌牙弓的单颌全口义齿的技术，包括处理不均匀的咬合平面和提供与天然牙齿接触的无干扰义齿，并详细介绍面弓和半可调殆架的使用。

关键词

　　单颌全口义齿；牙弓形态；义齿稳定性；咬合干扰；面弓；半可调殆架

临床程序	口腔科学
<ul><li>制取单颌全口义齿的咬合记录</li><li>制作面弓记录</li><li>制作前伸殆位</li></ul>	<ul><li>功能性牙接触</li><li>使用面弓的临床限制</li><li>半可调殆架</li><li>避免侧方殆干扰</li><li>避免前伸殆干扰</li><li>设置髁道斜度</li></ul>

　　单颌全口义齿可能是上颌义齿或者下颌义齿，更常见的是上颌无牙颌的上颌义齿。本病例指南将涉及这种更常见的组合。与全口义齿相比，单颌义齿的不稳定风险更大。首先，天然牙列的咬合力远大于无牙颌，相对坚固的天然牙向支持力薄弱的义齿传递巨大的咬合力会致使其移位。其次，单颌全口义齿的后牙与天然后牙的匹配方式与全口义齿不同。单颌全口义齿必须进行调整和修改，以适应牙尖交错位时天然牙的咬合面。如果存在过长、倾斜或旋转的对颌天然牙，这种调改就特别重要。

一、制取单颌全口义齿的咬合记录

制作单颌全口义齿的过程可能会因为对颌天然牙弓的现有咬合平面而变得复杂。在完全无牙颌患者中制取咬合记录常用步骤是：第一步，通过修剪上颌殆堤来建立合适的咬合平面；第二步，修剪下颌殆堤以适应上颌殆堤的咬合平面，从而建立合适的咬合垂直距离；第三步，当天然的下前牙还存在时，咬合平面可以轻松确定。上颌殆堤必须引导出合适的垂直距离，只有这样才能建立咬合平面以实现理想的垂直距离重复。在这一过程中，牙医需要使用不会干扰咬合记录的蜡贴面，需要注意的是，蜡贴面必须修剪，以便上颌前牙得到适量暴露。这将指导技师正确排列前牙，包括垂直和水平咬合距离。

虽然正中咬合可以达到满意的牙尖交错殆，但在颌骨的横向运动中，控制义齿与天然牙齿之间的接触是一个更大的挑战（见附录E中"功能运动期间的咬合接触"）。

为了在功能咀嚼期间使义齿与天然牙齿协调，医生最好使用殆架排牙，并使用面弓转移以尽可能地恢复患者侧方殆运动。最简单的殆架称为半可调殆架。使用殆架的第一个要求是用面弓记录患者的垂直关系，即咬合平面与患者髁突铰链轴之间的关系。

二、制作面弓记录

使用半可调殆架时，需要做好面弓记录。向患者展示面弓，并解释您将要执行的操作。

1. 面弓记录将在完成咬合记录后进行。先将面弓叉连接到上颌殆堤。上颌殆堤应放在石膏上。使用酒精灯加热面弓叉，然后将前叉压入殆堤的侧面，注意避免干扰咬合面或咬合定位材料（图5-1）。

2. 将示指指腹放在颞下颌关节上，嘱患者张闭口。在下颌处于闭口位时触诊髁突引导其进入后退位。在髁突位于后退位时使用红蓝铅笔在面部两侧皮肤上做标记。

3. 将面弓叉和殆堤放在一边，拿起面弓。有些面弓可以使这一步比其他步骤更容易，但您可能需要使用以面部为中心的面弓，如果是这样，需要将面弓调整正确的面朝上。如果有眼眶指针，则应将其放置在患者的右侧或最靠近操作者的一侧。将左侧髁突杆设置为任意7mm，并松开右侧髁突杆，使其可以向外滑动。将面弓举在患者的脸部上，使左髁突杆置于皮肤上的标记，将右髁突杆向上滑动到皮肤标记，将正确的髁突杆固定在该位置。取下面弓，并在右杆上读取距离。将每侧的杆设置为左右读数的平均值，以便再次戴上面弓时，面弓将围绕脸部居中。

4. 插入上颌殆堤，面弓叉销露出于口外。要求患者闭口以保持轮轴和前叉稳定。如果要制作下颌全口义齿，将下颌殆堤插入患者的口腔中，以便将面弓保持在稳定位置。

5. 将面弓叉销插入螺钉夹中，然后将髁突杆放在皮肤标记上。嘱咐助手将弓的一侧放在脸上，而您一手握住另一侧，一手拧紧螺钉夹。

6. 一些面弓提供轨道指针。在眶下神经下触诊找到凹陷，将指针滑入螺钉夹中，并将尖端小心地放在凹陷处，拧紧轨道指针的夹子。

7. 要求患者张大并取下殆堤和面弓。取出下颌殆堤。再次拧紧面部弓叉，以确保其牢固。

面弓记录是下颌定位的最后一个程序。面弓和殆堤被送回加工中心，面弓用于转移患者面部的尺寸，以便能够将上颌模型安装在半可调殆架上。正中关系位用于将上下颌模型固定在一起，技师将在此基础上进行排牙。在此阶

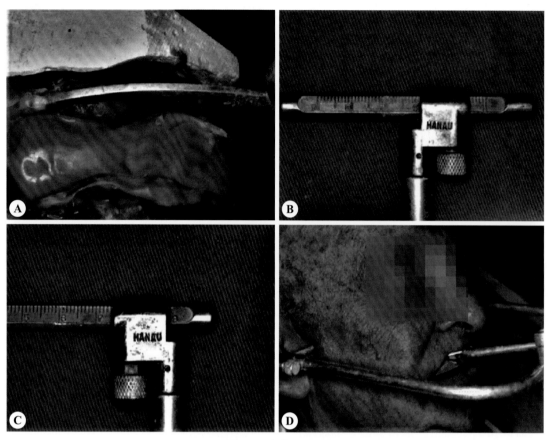

▲ 图 5-1　制作面弓记录

A. 将咬合叉尖端加热并从上颌殆堤插入，注意不要干扰下颌位置；B. 面弓左侧的髁突杆设置在任意距离并固定；C. 右侧的髁突杆保持不固定状态，直到面弓在患者面部周围放置，左侧的髁突杆位于皮肤标记上方，右侧与右侧皮肤标记接触并固定；D. 将咬叉放在由下颌殆堤支撑的口腔中，面弓连接到咬合叉，髁突杆保持在颞下颌关节的位置，咬合叉固定在面弓上

段，可以使用髁道斜度的平均设置。技师将使用殆架的平均运动来确保当其中一个石膏模型移开或朝向中心咬合位置时，没有咬合干扰。

试戴义齿应使用病例指南 4 概述的程序进行评估。

将义齿送到加工厂之前的最后一步是进行下颌前伸记录，有利于将殆架设置进行细化，以更紧密地反映患者的髁导角度（见附录 E 中"半可调殆架"）。

三、制作前伸颌位

向患者解释，当下颌前伸时，您需要记录下颌的位置。可以简单地通过前伸自己的下颌向患者解释您需要记录的下颌前伸位置。

1. 加热一张蜡片，折叠 2 次，然后模拟牙弓的形状。

2. 将试戴上颌义齿放入口腔。如果是全口义齿，则同时放入下颌试戴义齿。要求患者张嘴，将蜡堤放在下颌牙齿或下颌试戴义齿上。要求患者前伸下颌并闭口。您可以选择使用任何合适的咬合校准记录材料来记录前伸颌位。

3. 取下试戴义齿和蜡殆记录。

4. 技工室将使用此记录来设置殆架上的髁道斜度（见附录 E 中"设置髁导角度"）。

病例指南 6 可摘局部义齿的铸造金属支架

Metal Framework Support for an RPD

摘 要

为可摘局部义齿（RPD）选择金属支架需要谨慎考虑。鉴于制造金属支架涉及额外成本，必须让患者意识到潜在的风险和益处。铸造式金属支架的优点在于其薄而坚固，在适应支撑组织的更高精度的同时能抗断裂。所有RPD都会增加龋病和牙周疾病罹患风险，这种风险被称作生物学代价。没有证据支撑金属基底RPD对口腔支持组织的损害少于丙烯酸基底的RPD。需用客观表述优缺点的知情同意书代替以往对铸造金属支架的偏见。关于RPD的金属支架相关设计特征孰优孰劣存在争论，因此，进行有关设计存在难点。虽然一些关键原则广为接受，但暂无证据支持某种特定的设计特征。本病例指南的目的是指导RPD的金属支架的规划、设计及布局。

关键词

金属支架；丙烯酸基托；生物学代价；知情同意；设计；原则；计划；布局

临床程序	口腔科学
• 金属支架可摘局部义齿的病例选择标准 • 金属支架设计原则 • 如何绘制金属支架设计图 • 试戴和调改金属支架	• 卡环设计和倒凹 • 大连接体 • 设计和组织保护 • 可摘局部义齿附着体

一、金属支架可摘局部义齿的病例选择标准

经济实惠可能是选择丙烯酸作为RPD基托材料的决定性因素，其制作成本通常不到金属支架RPD的一半。在许多病例中，丙烯酸甲酯基底的RPD都比昂贵的金属RPD更成功[1]。

在过去几年中，由于丙烯酸义齿基托材料会增加软组织覆盖面并缺乏牙齿支撑，人们对塑料胶托的活动义齿存在一些偏见，认为这两个特征会对患者剩余的牙齿和牙周造成不可接受的损害。回顾活动义齿对口腔支持组织的不良影响的几项研究结果证实，造成龋齿和牙周病的根源是牙菌斑，而不是源于义齿的设计或义齿

的制作材料[2]。所有可摘局部义齿都会增加牙菌斑的附着，并要求患者意识到口腔卫生的重要性[3]。

病例指南 1 指出，基于知情同意原则，必须让患者知道所有局部义齿所造成的生物学代价，这种生物学代价需要被可摘局部修复的预期优点所抵消。在协助患者对风险和收益做出公平预测时，与他们分享一些临床研究产生的数据可能很有价值。研究表明，RPD 最有价值的优点通常是美观（见附录 A 中"失牙患者的心理"）。功能的改善远远低于评级标准，只有在更换至少三对或更多对后牙时才有可能真正体现（见附录 B 中"可摘局部义齿对咀嚼功能的影响"）。

在某些病例中，使用金属支架比丙烯酸义齿基托具有明显的优势。

1. 当义齿基托的强度是一个关键因素时，金属支架可以铸造得较薄，但又足够坚固以抵抗断裂。在以下环境中可能会发生这种情况。

(1) 当下颌中切牙的切缘与上颌牙槽嵴之间有小于 2mm 的空间时。

(2) 当需要尖窝交错以提供与对殆牙的咬合接触时。

(3) 当需要使用切支托或舌支托时。

(4) 当患者咽反射明显需要减小腭部覆盖面积以免刺激呕吐时。

(5) 当预制附着体需要支撑和锚固，如磁性附着体、根内附着体、冠外和冠内附着体。

在这些空间有限的情况下，义齿基托的强度至关重要。

2. 当精准度是确保成功的重要因素时，示例如下。

(1) 在横跨腭部时，金属铸件相较于丙烯酸甲酯有更好的精确度。

(2) RPD 的成功之处在于，金属铸造卡环

提供了固位力。锻造的金属卡环是手动弯制的，只能尽可能接近牙齿的石膏模型，然而铸造式金属卡环直接卡扣在石膏模型上，因此，比弯制的金属卡环更能预先适应患者的牙齿。铸造卡环可以精确地放置在正确数量的倒凹下，以提供最佳的固位力。

当计划使用局部义齿修复牙列缺损时，应让患者了解使用金属支架的优点。大多数人更喜欢戴一种坚固、纤薄且非常贴合的义齿。如果成本不是问题，金属支架可能是义齿基底的默认材料。要选择金属支架，还必须满足另一个条件，即制作过程对技术非常敏感。因此，加工厂的技师必须具备所需的专业知识和经验，以提供准确且抛光良好的铸件。金属框架的部分长度可能横跨整个腭部，长为 40mm。如果铸件收缩率仅为 0.01%，则会导致金属框架中 4μm 的不准性。如果铸件呈弧形，例如腭板，铸件也会发生翘曲。牙周膜对横向 5μm 的牙齿移位敏感，即使 4μm 的线性收缩也足以使患者感觉自己的牙齿被正畸矫治器移位。患者可能需要几小时才能开始感到这种不适。由于收缩率超过 0.01% 而导致的铸造错误将足以引起义齿摘戴困难。

二、金属支架设计原则

金属支架的设计应包含所有必要的临床记录，包括研究模型、X 线片、照片和患者临床记录。牙医的职责正是对这些临床信息的整合及利用，以此来设计合理的 RPD。加工厂技师不了解这些完整信息，也没有接受过理解其重要性的教育培训。

这些基本的设计规则，可以总结如下。

1. 设计的理念必须由牙医确定并传达给技师，以便它们明确无误。

2. 设计应尽可能简单，同时满足支持和固位作用。

3. 设计应具有可行性。设计卡环时，卡环臂固位部分若置于倒凹区域将会使金属支架无法就位。设计殆支托时，如果没有提前预备殆支托凹而缺少足够的空间放置殆支托，将导致咬合干扰，需在椅旁移除（见附录 F 中"卡环设计和倒凹区"）。

4. 应进行适当的义齿排列，特别是当前牙排列必须满足美学需求时。

5. 切牙区不适合设计卡环，因为它们的牙根没有牙周膜面积来提供支撑。

除了上面的建议之外，还有许多其他设计指南和规则。在更详细的设计标准上，各个病例之间没有完全的相似之处。一些设计特征是基于传递到基牙的应力和应变模式进行严格的力学分析，这些特征包括所谓的远端伸展 RPD 的应力导向设计。这些设计的目的是将咀嚼力更均匀地分配传递到义齿的支持组织。临床的情况难以在加工中心建模，因为影响牙齿稳定性的因素不仅仅是机械因素。根据临床研究得出的结论，RPD 设计的变化不会影响口腔内剩余支持组织的健康（见附录 F 中"义齿设计和组织保存"）。

三、如何绘制金属支架设计图

查看病例指南 2 中"设计可摘局部义齿"。重温以下部分：附录 B 中"牙支持式可摘局部义齿""可摘局部义齿的固位""卡环材料的物理性能""添加符合现有牙列关系的咬合单元"。研究附录 F 中关于 RPD 组成的"卡环设计和倒凹区"。

可参考类似图 6-1 提供的金属支架的设计方案。

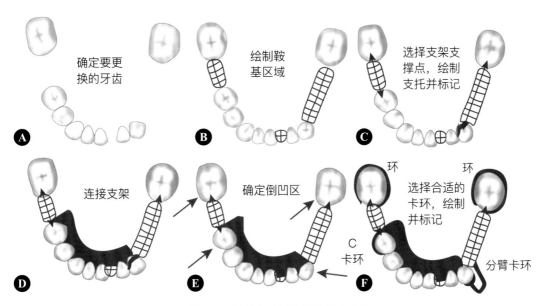

▲ 图 6-1　设计和绘制金属支架六步法

A. 在平面图中绘制牙的轮廓，每颗牙齿周围的线被认为是牙龈边缘；B. 确定缺牙区域也就是将被 RPD 替换的无牙颌区域，支架的交叉阴影部分是稳定区域，也就是甲基丙烯酸甲酯基托充胶的区域；C. 分配缺牙间隙，并在适当情况下指明殆支托的位置，请注意，左下角尖牙绘制的是舌支托；D. 设计一个大连接体来连接支架的各个部分，应绘制舌板以覆盖牙龈边缘；E. 确定可用于固位的倒凹区（红箭）；F. 绘制每个卡环的轮廓，包括固位臂和对抗臂，并确保仅有卡环尖端位于倒凹区

四、试戴和调整金属支架

最好在加工厂技师排牙之前安排金属支架的试戴（图6-2）。如果在金属支架上制作咬合𬌗堤之前无法进行下颌校准，则必须安排试戴。试戴金属支架的初始尝试可能不会成功。金属支架的某些部分可能与余留牙结合，从而干扰试戴。不要试图将支架强行卡入这些障碍物，因为虽然它可能完全带入，但可能发生难以取出的状况。最好在试戴之前，使用咬合纸或显色剂来覆盖支架中天然牙列。将支架轻柔戴入口腔中，但如果感觉到任何阻力阻止完全就位，请将其取下，这样就找到了阻止金属支架就位的倒凹区，便于利用高速手机进行适当的修整。

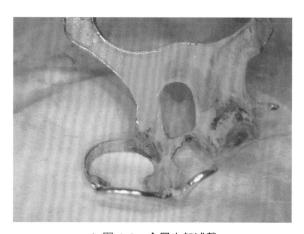

▲ 图6-2　金属支架试戴

不可能轻易完全戴入此金属支架，图中利用咬合纸揭示了支架上需要调整的区域

参考文献

[1] Wilson VJ. Acrylic partial dentures—interim or permanent prostheses? SADJ 2009;64(10):434–440.

[2] Petridis H, Hempton TJ. Periodontal considerations in removable partial denture treatment: a review of the literature. Int J Prosthodont 2001;14(2):164–172.

[3] Brill N, Tryde G, Stoltze K, El Ghamrawy EA. Ecologic changes in the oral cavity caused by removable partial dentures. J Prosthet Dent 1977;38(2):138–148.

[4] Wilding RJ, Reddy J. Periodontal disease in partial denture wearers—a biological index. J Oral Rehabil 1987;14(2):111–124.

[5] Meinig DA. Removable partial dentures without rests. J Prosthet Dent 1994;71(4):350–358.

病例指南 7　老年患者义齿修复的特殊需求

Special Needs of the Elderly Denture Patient

摘　要

随着患者年龄的增长，由于生理和心理的变化，老年患者的义齿修复面临着特殊的挑战。虽然个体细胞的活跃性随着年龄增加而减小，但老年患者的生理变化并不遵循一个固定的时刻表。口腔医务工作者不能想当然地认为，应考虑到老年人的特殊需求。老年人不想被当作孩子或者聋子一样对待，明智的做法是提前为患者安排预约，另外应考虑可能还有其他人陪同患者就诊。老年患者可能没有精力或财力进行复杂且昂贵的治疗，修复折裂的义齿，复制现有的义齿或重衬旧义齿，可能比制作新的义齿更可取。老年患者义齿支持组织弹性的增龄性变化增加了义齿佩戴不适的风险。本病例指南将介绍佩戴义齿后支持组织疼痛的诊断和处理。控制义齿疼痛的方法之一是为现有义齿或新义齿增加临时或半永久性弹性衬里。

关键词

老年人；老龄化；年龄变化；特殊需要；预约；治疗计划；不适；弹性衬里

临床程序	口腔科学
• 老年患者的特殊需要	• 义齿修复
• 患者家属期望值的管理	• 临时弹性义齿材料
• 义齿修复、重衬和基托重建	• 半永久性弹性义齿材料
• 义齿疼痛的诊断	• 口腔黏膜对义齿疼痛的敏感性
• 义齿疼痛的处理	
• 慢性黏膜病变	

一、老年患者的特殊需求

年龄增加会带来生理和心理上的变化[1]。这些变化不会完全按规律出现，因此，老龄化不会在某个特定的年龄发生。对老年患者最大

的侮辱之一，就是仅仅因为他们已年届七八十岁，便被当作弱者或能力低下者来对待。尽管如此，我们必须时刻记住，老年患者可能会更倾向于选择耗时少、花费低或者改变不多的治疗方案。但这并不意味着我们可以限制提供可

能治疗方案的相关信息。例如，我们不应该认为老年患者不想了解种植义齿的治疗方案。

明智的做法是正确认识并做好准备应对年龄增长将会带来的一些生理变化，这些变化都是随着细胞活动减少所带来的结果，与口腔治疗相关的结果包括以下内容。

1. 有丝分裂或细胞分裂减少。这会减慢黏膜和皮肤的新陈代谢，使其变薄，变脆弱，同时减慢愈合速度和减弱免疫反应（图 7-1）。

2. 细胞收缩减少。这会降低平滑肌、横纹肌和心肌的力量，影响咀嚼、吞咽、消化和肠道活动。

3. 细胞分泌减少。这会使小唾液腺、大唾液腺及结膜的分泌减少，影响义齿固位力、舒适性和发音，同时会减少消化酶的分泌。

4. 细胞活性降低。修复细胞向伤口和感染部位的迁移速率降低，损伤或溃烂的黏膜需要更长的愈合时间。

因此，细胞增龄性变化引起的口腔环境改变是可预期的。虽然老年患者的心理变化难以预测，但是部分改变是有共通性的。

1. 世界变得更具威胁性。对迷路、抢劫、摔倒、贫穷、疾病和孤独的恐惧都增加了老年患者的焦虑。

2. 不喜欢改变。熟悉的朋友、家人和物品（包括义齿）可以为老龄患者带来舒适和安全感，但学习新技能和结交新朋友则变得更加困难。

3. 可靠性变得更加重要。人们必须履行承诺，遵守约定，准时到达。

4. 用于长途旅行或长时间会面的精力减少。

5. 对不适的容忍度较低。厌恶寒冷、饥饿、痛苦和疲惫的感觉，难以忍受进食时的疼痛。

6. 不能容忍粗鲁。相互尊重和良好的举止是非常值得赞赏的。

以上这些年龄增长的特征可以指导临床实践。措施包括尽量减少预约复诊的次数，并且尽量将复诊安排在早上或上午以缩短就诊时间。重新修补旧义齿及使用弹性衬里材料重衬义齿来减轻疼痛可能是合适的治疗方案。其他减轻疼痛的方案包括饮食建议，必要时甚至建议在一天的大部分时间里不要佩戴义齿。对于那些经济条件较好的患者，种植体支持式覆盖义齿可能是一种解决方案。由于唾液分泌的量和质都下降，老年患者可能需要使用义齿固定剂来改善义齿的固位[2]。

二、患者家属期望值的管理

老年患者常有配偶或子女陪伴，亲属往往会希望患者得到最好的治疗。亲属陪同常有利于治疗的顺利进行，例如接送患者就医或支付治疗费用。亲属对老年患者的口腔治疗常常有过高的期望值，这可能是因为不希望自己的家人有任何的缺陷或不足。

现实情况是，由于长期佩戴义齿可能引起疼痛不适，一些老年患者每天需停戴义齿一段

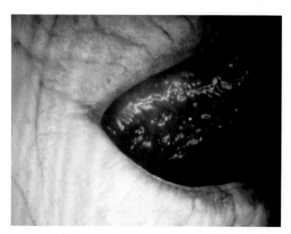

▲ 图 7-1　老年患者的口腔生理变化

细胞活动减少会减缓细胞更新，降低分泌功能；干燥且薄的皮肤和口腔黏膜更容易受损；义齿固位力差，进食时不舒服

时间。用餐时，他们可能需要对食物种类进行选择，但在别人家里面时，老年患者可能无法很好地享用准备的食物，这对于其家属来说是难以接受的。一些老年患者会觉得义齿有明显的异物感，以至于不愿意佩戴，特别是在有其他人陪同的情况下，家属也会觉得这种情况是无法接受的。老年患者会解释自己不佩戴义齿的原因，告诉家属义齿不舒服或疼痛，这种解释可能不被信服，所以老年患者很快就会被安排去看牙医，这样义齿得以进一步调改而变得更舒适或者制作新的义齿。

我们应该谨慎对待患者亲属的诉求。亲属可能会说因为患者想制作新的义齿而来就诊，但如果患者没有同意这样的观点，就应该向患者的亲属解释，义齿的佩戴需要积极适应。但是，有的患者即使付出了很大努力，义齿的修复效果也是相当有限的，有许多年龄较大的患者和一些较年轻的患者，他们就是无法适应义齿，也不想付出更多努力去尝试佩戴义齿。

老年患者自己可能也会有过高的期望值，认为新的义齿可以解决他们的所有问题。当然，这样的想法可能是正确的，但我们必须小心明确他们的期望是否现实，并评估他们成功佩戴义齿的能力。应仔细遵循义齿疼痛一节中列出的诊断程序，一开始，患者和亲属很难接受新义齿不会比现有义齿更好的可能。合理的方案是通过修改现有义齿来评估是否可以改进，从而降低对新义齿的期望值。临时弹性软衬材料可应用于义齿的基托组织面的软衬。可以用一段时间再评估，如果有改善，则可认为用半永久性弹性体重衬义齿基托或制作新的义齿是可行的。最重要的是，对义齿的任何初始修改都应可逆，在这种情况下，临时弹性软衬材料可以从基托组织面去除。如果进行了永久性的改变但效果不好，牙医可能会被指责破坏了义齿

并承担赔偿责任。

三、义齿修复、重衬和基托重建

（一）修复义齿

比起制作新的义齿，老年患者可能更愿意修复或重衬现有的义齿。修复义齿通常是口腔技工室一项简单的操作，能否成功修复义齿取决于断裂部分的准确对位与临时固定，然后灌注石膏模型来将其固定在一起。义齿的各个部分可以在铸模上被移除、预备、对齐，并使用自凝义齿基托树脂修复。如果这两个部分不能用手直接对位固定，则需要使用义齿粘接剂将两个部分粘接后将义齿戴入口内，以保持它们的位置，然后制取印模。如果义齿由于外力（如掉落）而破裂，则修复义齿的预后较好，如果义齿是在使用过程中出现断裂或开裂，修复过程中如不加强，还会再次开裂。最有效的增强剂是玻璃纤维和芳纶纤维，它们可以嵌入修复材料中（见附录 G 中"常用的义齿修复材料"）。

只有在义齿临时修复成功的情况下，才应该考虑对义齿基托表面进行改进。如果义齿总是不被患者接受，比如缺乏固位力，重新修复它就不太可能得到改善。

重衬是在义齿基托组织面添加一种新的义齿基托材料，以达到更好地适应义齿支持组织的目的。这可以直接通过椅旁操作实现，或者在使用义齿制取印模后由技师完成。基托重建是用新材料替换整个义齿基托的技工室程序，此时，义齿类似个性化托盘，主要局限于使用金属支架局部义齿的基托重建。

（二）椅旁重衬

这一过程需要使用添加到义齿基托表面的

自凝材料。固化后变硬的材料为自凝丙烯酸树脂。部分凝结并保持弹性的材料为含有缓凝剂以防止完全凝结的丙烯酸树脂（见附录 G 中"临时弹性内衬材料"）。

固化后变硬的修复材料不易控制，对软组织的刺激性限制了其应用。但是适用于 RPD 中基牙被拔除、拔除部位有待进一步愈合而需要添加牙齿等限制义齿基托伸展范围等情况。拔牙后约 6 周，拔牙窝愈合的同时，周围的牙槽骨也会有部分吸收。在进行椅旁修复前，应考虑修复材料进入剩余天然牙倒凹的风险，如果存在这种风险，则不应进行椅旁重衬，因为可能无法从口腔中取出重衬后的义齿。取而代之的正确做法是重新取模，在技工室进行重衬。如果不存在重衬材料进入倒凹的风险，请按如下步骤操作（图 7-2）。

1. 义齿重衬组织面的准备，使用丙烯酸树脂修整器械处理重衬组织面。

2. 义齿光滑面涂布分离剂，如凡士林等。

3. 使用对应的粘接剂以实现最佳的粘接。

4. 将材料覆盖流过待重衬的区域。

5. 将义齿戴入口内，嘱患者咬合，以确保义齿完全就位。口内的温度会加速树脂材料的凝固，待材料凝固后即取下义齿，抛光去除多余的材料。

有弹性的重衬材料也可以在椅旁进行操作，它们的目的是在义齿支持组织面提供弹性缓冲，以利于拔牙窝和损伤支持组织的愈合。这种材料也被称为组织调节剂，这不是一个十分准确的术语，因为活组织不能被"调节"。这类材料具有弹性，不会在倒凹部位造成不良影响，它们的局限性在于最终会失去弹性性能，从义齿表面剥离，以及材料表面的老化。

弹性软衬材料非常适用于拔牙后愈合阶段的即刻修复义齿或手术后等情况。如前所述，软衬材料也可用于评估改善义齿舒适度的潜力。重衬步骤类似固化后硬固的丙烯酸树脂衬里材料的修复过程。

1. 清洁并打磨义齿的重衬表面。牙面及光滑面涂布凡士林等分离剂。

2. 按照制造商的说明书混合重衬材料。混合物初期几乎没有流动阻力，如果添加到义齿上并立即戴入口内，材料很可能会从义齿组织面扩散到整个义齿上，仅在义齿基托组织面留下薄薄的一层，这是不适合的。因为实现有效的缓冲至少需要在义齿基托组织表面添加 2mm 的材料，解决方案是在将材料添加到义齿上后至少等待 10min，或者材料达到凝胶状的稠度

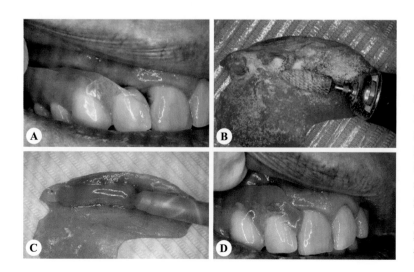

◀ 图 7-2　使用自固化丙烯酸树脂重衬可摘局部义齿

A. 侧切牙是在拔除天然牙后添加的，拔牙后组织已经愈合，新增添义齿后的基托不再很好地适应剩余牙槽嵴，由于没有卡住基托的倒凹，故适合椅旁重衬；B. 使用丙烯酸修整器械预备基托的组织面，以提供良好的粘接界面；C. 注入少量混合自固化丙烯酸树脂，将义齿戴入口内；D. 当材料固化后，取下义齿，修整多余的材料并抛光

时再添加到义齿上。当重衬下颌义齿时，最好有较大的流动阻力。将装载混匀材料的义齿基托组织表面朝上放入温水盘中静置 10min。在温水处理期间，材料会达到更高的稠度，随后准备放入口内（图 7-3）。

3. 将义齿就位于剩余牙槽嵴上，并轻轻按压就位，要求患者轻轻咬合，使上下牙对位接触。可提供少量的水，以便患者能多次吞咽。因为患者偶尔会舔嘴唇和吞咽，所以让义齿保持在原位 5min。取出义齿时要注意不要接触义齿基托组织面。需握持义齿光滑面，用锋利的雕刀或手术刀修剪掉周围多余的材料。如果材料厚度不足 2mm，可以添加更多的混合材料。

4. 建议患者用流水清洁，而不要用牙刷刷重衬材料表面。且不应使用特殊义齿清洁剂，软衬材料在一段时间内会保持弹性，但最终会变硬，可能会从义齿上剥离。

弹性重衬材料可用作功能性印模。重衬成功后，预约患者 3 天后复诊。如果义齿很舒适，与患者沟通后建议将义齿送至技工室，技师可进行铸造并进行处理，使其尽量达到重衬标准。

（三）技工室重衬和基托重建

为了比椅旁重衬更利于操作，使用轻体印模材料（上颌义齿）或中等体弹性体材料（下颌义齿）在义齿上留下印模。义齿必须是患者过去可以接受的，只需要轻微改善，使其达到固位水平即可，这可能最常见于佩戴几周后对义齿支持组织的适应能力变差的即刻义齿。

在制作印模之前，确保有足够的息止𬌗间隙（IRS）来容纳至少 2mm 的材料，而不会将 IRS 降低到 3mm 以下。通用指南中提示，在使用 ≥5 年的义齿或戴了至少 8 周的即刻义齿中可出现 5mm 的 IRS。

1. 与椅旁重衬一样预备粘接组织面，但需要用一个额外且必要的步骤，即需要去除义齿基托表面的所有倒凹。若不进行此处理，义齿难以从铸模中分离，技工室操作流程就不可能进行。

2. 在义齿基托组织面装入材料，和椅旁操作一样制取印模。

3. 材料固化后，使用 Willis 量尺检查是否有足够的 IRS。

4. 在取出义齿前，检查正中关系位有无改变。

重衬义齿的最大风险是：①IRS 减小；②取印模时义齿基托没有准确就位，结果是重衬义齿的正中𬌗位与正中关系位不一致。出于这些原因，不应该使用重衬来解决新制作义齿出现的问题。

上述规则的例外是即刻修复义齿。即刻修

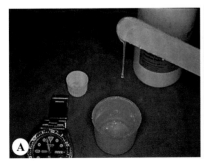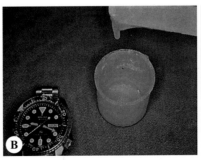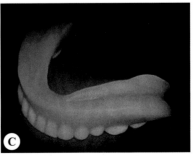

▲ 图 7-3　在下颌义齿基托上放置临时弹性衬垫

A. 按照制造商的指示混合材料，初期黏度较低；B. 将材料放置至少 15min，至面团期，将材料均匀地涂抹在义齿基托组织表面并戴入口内；C. 修整材料后，义齿基托的固位组织表面应覆盖 2mm 厚的材料层

复义齿是在患者剩余的牙齿拔除之前制作，可以在拔牙同期佩戴义齿。即刻义齿不能很好地适应义齿支持组织，因为它是基于剩余牙槽嵴的估计轮廓制作的。拔牙后的初始愈合期应允许最初的组织肿胀消退，以及拔牙部位口腔黏膜的愈合。在这个阶段，技工室完成的义齿重衬将有利于固位。

为了重建义齿基托，在义齿上取印模之前，有必要改善义齿的基托延伸度。其目的是在更换丙烯酸树脂基托的同时，可以再次使用金属支架（支架制作良好，并且适合的情况下），且有必要的话，也可更换义齿。

1. 如有必要，使用绿色棒状化合物修改底座。

2. 使用轻质或规则弹性体在修改后的底座上留下印记。

3. 佩戴义齿取印模，记录牙弓的其余部分。

4. 如果要使用新牙齿，应进行颌位关系记录。

5. 如果要再次使用金属支架，尝试能否在没有原始基底和牙齿的情况下就位支架。

更换义齿基托的工作量和成本几乎和制作新义齿一样多，但保留一个合适的金属支架是值得的（图 7-4）。

四、义齿疼痛的诊断

义齿支持组织疼痛是患者就诊的主要原因之一 [3]。义齿引起的疼痛和其他疼痛一样，是一种复杂的表征，其中有多种因素相互作用 [4]。为了发现义齿引起疼痛的可能原因，有必要检查从心理到生理的所有相关因素。关于疼痛的悖论之一是，组织损伤并不总是与疼痛有关，疼痛也不总是与任何组织损伤的明显表现有关。常见的是患者剩余牙槽嵴黏膜上长满了溃疡和增生性组织，但患者并没有意识到这种损害。另一种极端情况是口腔烧灼样疼痛，但口腔黏膜未见明显异常。对疼痛的体验取决于大脑如何解读来自疼痛感受器的感觉神经冲动。这种解读被现有的对疼痛的恐惧、对之前疼痛的记忆、受教育程度、情绪状态和归因于疼痛感觉的意义所影响。

疼痛作为一种复杂的体验，从定义上讲，部分是与心理相关的，部分是与生理相关的。

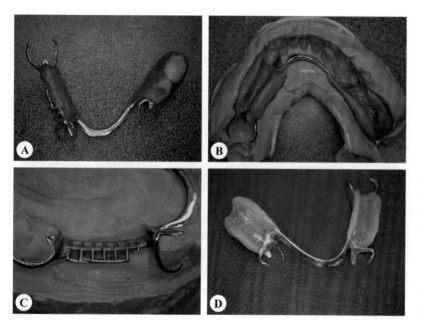

◀ 图 7-4 使用金属框架重新制作可摘局部义齿的基托

A. 该局部活动义齿和基托磨损严重，但支架较适合；B. 先用印模复合体修饰义齿基托，然后用高弹性印模材料制取印模，在戴入口内的义齿上制作藻酸盐印模；C. 将丙烯酸树脂义齿基托从金属框架上取下，放置在模型上以明确其就位情况；D. 增加新的基托和新的牙齿

因此可以预料的是，临床上可以发现疼痛的一些生理原因，但也会有一些心理上的因素。老年患者可能比他们年轻时更加担心和焦虑，这两种情绪都降低了疼痛的阈值。

义齿承托黏膜的解剖学和生理学知识有助于理解义齿疼痛的机制（见附录G中"口腔黏膜对义齿疼痛的易感性"）。一般说来，压力是刺激义齿承托组织的最初原因。然而，一旦组织受损，受损组织释放的物质（组胺和前列腺素）及神经末梢本身释放的物质（P物质）会导致肿胀和敏感性增加。当在义齿和尖锐牙槽嵴之间压迫瘀伤和肿胀的黏膜时，轻微的压痛是可以忍受的。

仅仅出现几天的义齿疼痛相对容易处理。几周或几年的长期疼痛处理起来要困难得多。持续性疼痛的主诉可能有两个原因：一种可能是尖锐牙槽嵴；另一种是患者有紧咬牙的习惯。整个问题应该用现在熟悉的三位一体模式来解决：听、看和思考。

（一）听

疼痛管理需要耐心倾听患者的诉求。如果还不了解病史的话，首先应回顾患者的病史。有几种常见的疾病会对口腔黏膜产生不良影响，这些疾病包括红斑狼疮、黏膜天疱疮、糜烂性扁平苔藓、硬皮病，以及免疫缺陷，如白血病和获得性免疫缺陷综合征，且接受抑郁症治疗的患者对疼痛的耐受性明显变差。

1.用表达感官体验的分析性词语描述疼痛的类型，如灼热、跳痛、尖锐痛、刺痛等。这些词语提示患者可能能够很好地应对疼痛，没有受到严重的影响或抑郁，但当然希望问题得到解决。

2.用表达情感体验的词语来描述痛苦所产生的影响，如剧痛、难以忍受。这些话表明，

患者不堪重负，疼痛成为一种情感负担。我们可能会听到一种对同情、关怀和关注的渴望，情感体验可能引发情绪危机，在这种情况下，虽然我们必须解决生理上的问题，但患者的情感体验将成为我们管理的重点。有可能只是义齿基托对黏膜的压迫区域需要调整。如果患者连续数周进食时疼痛，很可能会导致生气和不安。

3.评估患者受影响的程度很重要，即疼痛不适对咀嚼的干扰程度。询问患者是否有能够无痛进食的食物。

4.确定疼痛的分布范围。例如，仅局限在一个特定的区域，还是延伸到整个牙槽嵴？如果是广泛性的，我们必须询问患者有无紧咬牙的习惯，这是导致义齿疼痛的一个重要原因。如果疼痛被很好地定位，进一步重要的是要确定疼痛是否一直持续。询问患者疼痛是否有规律，什么时候疼痛更严重，有什么方法可以减轻疼痛。

5.让患者描述咬合接触的方式，比如，是否一侧会先咬合。如果最初的颌位关系记录不准确导致咬合早接触，传递到义齿支持组织的力将是不均匀的。如果患者能够在正中咬合位咬紧上下牙，且牙齿之间没有任何食物残留，这表明可能颌位记录是准确的，不是引起疼痛的原因。

6.询问患者吞咽是否疼痛。义齿基托在舌骨后窝或后颊沟过度伸展时，会造成吞咽时的压力和疼痛。

为了将重点放在可能的原因上，疼痛病史的构建至关重要。疼痛病史中获得的信息很可能有利于做出诊断。

（二）看

在取出义齿前，确保IRS是足够的，并且

在正中咬合时有均匀的咬合早接触。IRS 不足有一系列后果，其中之一就是紧咬牙的倾向。咬合早接触会在剩余牙槽嵴的局部区域形成压力，从而导致负荷过重、组织损伤和疼痛。可用咬合纸判断正中关系中是否存在咬合接触。即使义齿可以很好地支持软组织，正中咬合中的早接触仍然可能会导致义齿下组织的酸痛。

取出义齿后检查义齿支持组织是否有炎症甚至溃疡的表现。我们要区分广泛性疼痛和局部红肿或溃疡。广泛疼痛表明有紧咬牙或磨牙习惯，这可能是由于咬合垂直距离过大所致[5]。观察义齿的咬合面，是否有磨牙的迹象（图 7-5）。

局部疼痛可能是由于义齿基托不合适或黏膜下尖锐牙槽嵴导致。同时，义齿基托过度伸展可能会导致溃疡。需要仔细检查患者大张口时上颌后部颊侧前庭是否过度伸展，以及在吞咽时是否发生舌骨后窝过度伸展（图 7-6A）。如果找不到任何病变，需要触诊黏膜寻找尖锐骨尖骨嵴，因为即使在手指施压的情况下，尖

锐骨嵴也可能会导致急性疼痛，但不一定会导致发红或溃烂。下颌舌骨嵴是常见的压痛区域，但前牙区牙槽嵴也可能是尖锐的，同样导致压痛（图 7-6B）。

剩余牙槽嵴上局部的组织损伤和疼痛也可能是由于覆盖牙槽嵴的黏膜厚度变化引起的。上颌隆突、上颌结节和下颌舌骨嵴是黏膜覆盖很薄的区域。这些区域的压力可以使用压力指示糊剂或喷洒在义齿基托组织面上的指示剂来确认。

（三）思考

疼痛总是有两个组成部分需要考虑，生理因素和心理因素。生理因素都与黏膜压力过大有关，这可能是由以下因素导致。

1. 不均匀的支持（薄的黏膜或尖锐剩余牙槽嵴）。

2. 不均匀的分布（义齿基托适合性差或咬合错误）。

3. 过度的力量（紧咬牙）。

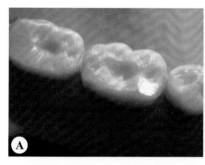
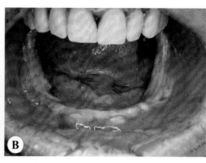

◀ 图 7-5　咬合引起的磨牙和义齿疼痛

A. 磨牙导致牙齿表面光亮；B. 持续压力导致义齿承载组织的广泛损伤，这些组织对轻微压力都非常敏感，患者因进食疼痛而生气

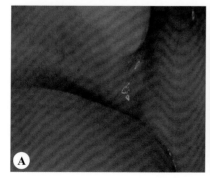
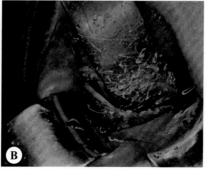

◀ 图 7-6　义齿基托引起的义齿疼痛

A. 除非在上颌义齿的边缘涂上压力指示糊剂，否则上颌颊侧前庭的溃疡难以被发现，这种溃疡是由于义齿基托过度伸展引起的；B. 义齿压迫牙槽嵴尖锐骨突可使黏膜受到创伤，使其对压力变得极其敏感，修整尖锐骨突可有效减轻义齿疼痛

精神因素是焦虑、抑郁及对同情和支持的渴望。在没有明确证据表明其中一个因素压倒性地比另一个因素更显著的情况下，我们应该假定生理和心理因素同时存在。

五、义齿疼痛的处理

疼痛的治疗必须以诊断为基础，同时应该包括知情同意、临床程序和医嘱。

（一）知情同意

为了使患者充分地了解疼痛的原因，知情同意需要良好的医患沟通。合理的解释是牙槽嵴上较薄的黏膜组织承受过大的咀嚼力导致了疼痛。

1. 如果怀疑患者有磨牙习惯，应该向患者展示磨损的特征性表现。在磨牙时会用到很大的力，更糟糕的是这些力是持续的，而不像咀嚼时那样是循环的。需向患者解释由于食物磨损造成的义齿磨耗会留下粗糙、圆润的表面，而不是磨牙导致的光亮表面。即使没有明显的磨牙表现，在白天轻轻地咬合牙齿就可以产生足够的压力，使支撑组织无法获得充分的血液供应。紧咬牙导致的溃疡与长时间卧床或坐在轮椅上的人的压力性损伤具有相同的病因，并不是床太硬，而是卧床患者缺乏活动会妨碍软组织的血液循环，特别是在覆盖骨隆起的区域，如尾骨、愈合位点或髋部。

2. 如果怀疑黏膜下有尖锐的骨尖或骨嵴导致疼痛，这就像赤脚走在覆盖着薄薄床单的尖锐石头上一样，在这些区域调整义齿基托组织面可能无法防止轻微或偶尔的压力引起的疼痛。

3. 如果在功能过程中存在咬合早接触，应力可能分布在义齿支持组织的局部区域。个体的正中关系位并不是恒定不变的，而且可能在义齿制作前后发生变化。在取咬合关系时常常通过干预将正中关系位重新定位于后退接触位。患者的下颌可以被引导到一个正中关系位，但患者自行咬合时下颌可能前伸，而导致前牙早接触。

（二）临床程序

最初的临床程序应是非侵入性和可逆性的。

1. 在使用压力指示糊剂或喷雾后留下的标记的引导下，使用丙烯酸树脂修整器调磨义齿基托，通常足以解决由于尖锐骨嵴或基托过度伸展而导致的大多数戴牙后不适。如果问题仍然存在，可能需要使用临时弹性衬里来确定是否可以使用半永久性弹性衬里来解决问题。如果临时弹性衬里成功，它可以作为一种印模，允许技工室的技师用半永久性弹性衬里重新排列义齿。材料必须保证至少有 2mm 厚，才能提供足够的弹性。可能需要减少义齿基托的厚度来获得衬里所需要的空间。而厚度减少可能会削弱义齿基托，增加义齿折断的风险。如果在制作新义齿的计划中包括半永久性弹性衬里，则可以使用铸造框架或树脂纤维来加强义齿基托（图 7-7）。

2. 解决尖锐骨尖骨嵴压痛的手术方法是暴露骨面，调磨尖锐区域。尽量用最小范围的皮瓣来完成一项舒适的成功手术（图 7-6B）。

下颌舌骨嵴或上颌结节修整术伴随着相当大的术后反应，是一种复杂的外科手术。当大范围的牙槽骨需要整塑或几乎没有牙槽嵴来支撑义齿时，种植体支持式覆盖义齿是更好的选择。下颌剩余牙槽嵴常出现上述问题，标准解决方案是在双侧颏孔间植入两颗支撑义齿的种植体。

3. 咬合紊乱可以通过调磨早接触（选择性调磨）来纠正，这是通过咬合纸检测到的。如果在2～3次选择性调磨后仍不能达到协调的咬合，说明患者对多次调磨反应不佳，则不应继续进行调磨。此外，如果早接触较为严重，则不能通过选择性调磨来纠正，特别是前牙出现早接触的情况下，应该加热两层厚的蜡，制作咬合记录，要求患者咬住蜡。随后取下蜡片，并把它移到光线下观察，除非蜡的咬合印记中大多数咬合接触部位允许光线穿过，否则进行选择性调磨都是徒劳的（图7-8A）。与其调磨牙齿，不如在无咬合接触的区域重新建立咬合。对颌牙首先用凡士林保护，以防止材料与其粘连。在没有咬合接触的牙齿上涂一层2mm厚的复合材料，不使用粘接剂。将义齿戴入口内，让患者轻轻咬合，后取出义齿。如果有令人满意的复合材料堆积，修整去除多余材料并进行光照固化。进一步修剪，轻轻打磨。使用咬合纸检查咬合接触（图7-8B）。患者可能会对这一改进进行几天的评估，以确定义齿在功能期间的舒适性是否有所改善。如果没有改善，可

以去除堆积的复合材料，因为在没有粘接剂的情况下，它不能与丙烯酸树脂牙完全粘接。虽然整个过程很耗时，但比调磨牙齿的𬌗面和切端更好一些。如果临时改正咬合获得成功，则可向技师提供完整的咬合记录和对𬌗牙列的印模，去除义齿后牙并参考咬合记录重新排列新的牙齿。

4.这种建立后牙咬合的技术可能有助于减轻缺少后牙咬合支持的义齿佩戴患者的颞下颌关节疼痛。

（三）医嘱

医嘱是疼痛管理的重要组成部分。

与疼痛相关的焦虑原因中常见的是感觉疼痛失控。医生可以通过帮助患者重新获得控制感，让他们参与到疼痛管理的系统方案中。应该让他们意识到他们自身在疼痛治疗中发挥着至关重要的作用。这一部分可以由家庭管理方案来定义，包括以下内容。

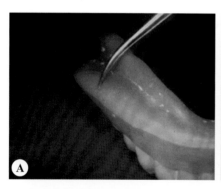
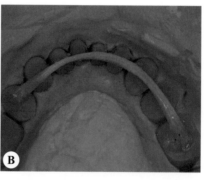

◀ 图7-7 半永久性弹性衬里
A. 半永久性弹性衬里的厚度必须至少为2mm，以提供对压力的有效弹性；B. 在制作新义齿的过程中，技师可在义齿基托中加入纤维以增加其强度

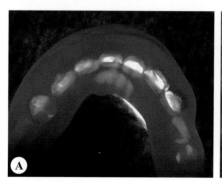
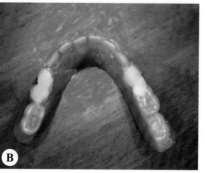

◀ 图7-8 严重咬合早接触
A. 咬合记录显示前牙早接触，不能通过选择性调磨来纠正；B. 临时在前磨牙上添加复合树脂，以恢复正中咬合的后牙支撑

1. 一天中的某几个时间段停戴义齿，并将其记录在日记中，随着疼伤组织的恢复，患者可以减少这些时间段的持续时间和频率。

2. 用手指轻压按摩口腔黏膜，以改善软组织的血液循环。许多患者常常想要在义齿压迫溃疡面上涂些舒缓的药物，但这通常是无效的，损坏的组织需要时间修复，没有任何药物可以加速这一过程。尽管如此，为了让患者放心，仍然可以尽可能地采取相应的治疗方法。除了手指按摩外，淡盐水漱口也是很好的选择。

3. 饮食常被认为会导致疼痛。易咀嚼的软食可以减轻疼痛。对于食物选择有限的老年患者，直到咀嚼疼痛缓解之前，高蛋白饮料形式的食物补充剂可以确保营养的摄入。在 7 天的时间里，设计一个菜单，避免不易咀嚼的食物。

4. 夜间停戴义齿。

5. 在日记中记录所有进展。所管理的食物类型、义齿佩戴的时间、疼痛程度和一般耐受性，可以用诸如 1 到 10 的单词或代码来记录。

让患者遵循医嘱采取相应措施和在日记中监测进展情况是公认的所有类型慢性疼痛的疼痛管理策略。患者自己对健康问题负责任可以减少对临床医生的依赖，否则患者可能会对医生提出过多的要求。

如果患者不愿意为自身的问题负责任，那么应当如实告知患者，除非有种植体的支持，否则，活动义齿无法达到和天然牙一样的功能。当然，最好是在进行任何传统的义齿修复治疗之前建议种植修复，而不是在出现相关问题之后。

六、慢性黏膜病变

老年患者佩戴义齿多年可能会出现与义齿相关的慢性病变。到目前为止，最严重的病变是鳞状细胞癌。一周内出现任何无痛的白色或红色病变都应被视为可疑病变并转诊寻求专家意见。纤维性龈瘤和义齿性口炎作为鳞状细胞癌的常见鉴别诊断，通常没有疼痛症状。

（一）纤维性龈瘤

纤维性龈瘤是在义齿边缘形成的坚硬的瘢痕组织块，可能已经存在多年。它是由义齿边缘过度伸展引起的慢性刺激引起的（图 7-9A）。令人惊讶的是，它经常被患者忽视。应通过将义齿边缘的长度减少至少 2mm 来控制疼痛。如果可能，患者应停戴义齿 1 周。这之后，瘢痕组织的肿块会缩小，炎症程度降低。慢性炎症消退可能需要数周时间，但瘢痕组织可能会持续数月。如果有几个区域需要修整基托边缘，则在瘢痕组织和刺激消失后可能需要重衬义齿。

（二）义齿性口炎

义齿性口炎通常局限于上颌义齿，可能表现为仅限于义齿覆盖区域的无痛性黏膜发红（图 7-9B）。黏膜拭子和义齿黏膜贴合面的刮片细菌培养可见白念珠菌。所以治疗方案是控制黏膜和义齿上微生物的生长。建议使用抗真菌药物和抗菌漱口水。氯己定漱口水可能有效，但有刺激性，碳酸氢钠漱口水更温和，能更有效地中和由白念珠菌生长引起的酸性 pH 环境，晚上应停戴义齿。

这种情况需要很长时间才能解决。与其他口腔疾病（牙周炎、龋齿）一样，引起义齿性口炎的微生物属于正常菌群。这种疾病的发生是由于口腔菌群生态环境的变化使它们的优势水平增加。愈合过程需要恢复不利于白念珠菌生长的菌群生态环境，而不是去除外来感染因子。如果口腔生态发生改变，如唾液流量减少或组织营养不良，将不利于义齿性口炎的治疗。而长时间的抗生素治疗可能出现不良反应。

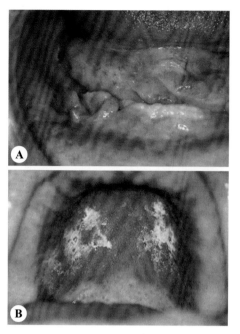

▲ 图 7-9　慢性黏膜病变

A. 黏膜增生是由义齿边缘过度伸展引起的慢性刺激所致；
B. 义齿性口炎通常被认为是由于念珠菌感染引起的腭部黏膜红肿，在此图中，症状仍然是局限的（经许可引自 Laskaris G，ed. Colour Atlas of Oral Diseases. Diagnosis and Treatment. 4th ed. Thieme；2017.）

建议将义齿浸泡在抗菌溶液中（图 7-10），但抗菌溶液很难穿透牙菌斑，相比之下，机械去除更有效，这需要使用硬毛刷来擦洗义齿的组织面。在义齿上没有金属部件时，破坏义齿上微生物的一种有效形式是将其放在微波炉中全功率处理 1min。

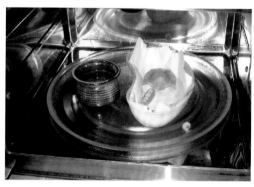

▲ 图 7-10　义齿消毒
如果没有金属部件，丙烯酸树脂义齿基托可以在微波炉中有效灭菌

念珠菌感染可能会累及口角，导致局部皮肤皱褶变红且不舒服，这种情况称为口角炎，可能是患者最先就诊的原因。口角炎的治疗类似于义齿性口炎，如果不控制义齿性口炎，仅仅治疗口角炎是没有意义的。

（三）灼口综合征

灼口综合征是一种口内黏膜色、形、质无明显异常的疾病。患者主诉舌头和硬腭有烧灼感，常见于中年女性。对其病因的生理因素知之甚少，也没有可靠的治疗方法。疼痛的出现似乎总是和某个突出的情绪因素相关。但不应由此推断疼痛不是真实存在的或是患者捏造的，最好将其视为非典型疼痛，并进行完善的疼痛管理。

参考文献

[1] Bates JF, Adams D, Stafford GD. Dental treatment of the elderly. Dental Practitioner Handbook. Bristol: Wright; 1984.

[2] Locker D. The burden of oral disorders in a population of older adults. Community Dent Health 1992;9(2): 109–124.

[3] Lechner SK, Champion H, Tong TK. Complete denture problem solving: a survey. Aust Dent J 1995; 40(6):377–380.

[4] Melzack R, Wall P. The challenge of pain. 2nd ed. London: Penguin Books; 1988.

[5] Yemm R. Stress-induced muscle activity: a possible etiologic factor in denture soreness. J Prosthet Dent 1972;28(2):133–140.

病例指南 8　晚期再吸收的牙槽嵴

The Alveolar Ridge with Advanced Resorption

摘　要

对于晚期再吸收的剩余牙槽嵴，要实现全口义齿的稳定性可能需要使用先进的临床技术。首先，探索不同印模技术的优势；其次，提供平衡的𬌗关系；最后，使用口腔种植体来支撑义齿，参考病例指南 11。并非每个义齿病例都需要使用平衡𬌗。因为有证据表明，对于大多数患者来说，平衡𬌗的使用对于舒适度或性能没有区别。另外，个别不稳定风险大的全口义齿病例可能会受益于平衡𬌗。本病例指南的目的是介绍一些临床技术，用于处理固位和稳定性受损的晚期再吸收剩余牙槽嵴。

关键词

牙槽嵴吸收；印模技术；黏膜移位；平衡𬌗；患者满意度；后牙形态；非解剖式义齿；𬌗曲线

临床程序	口腔科学
• 针对再吸收牙槽嵴的印模技术	• 组织功能性印模技术
• 平衡𬌗和吸收性牙槽嵴	• 提高义齿稳定性的（𬌗）设计
• 吸收性牙槽嵴的后牙形态	

有证据表明，牙齿脱落后的剩余牙槽嵴的情况并不一定是预测义齿治疗成功或失败的可靠依据[1, 2]。需要特别说明的是，对于考虑制作完整的下颌义齿的患者，残余的吸收性牙槽嵴并不能完全预估治疗中的困难。尽管义齿缺乏稳定性和固位性，许多患者对其仍然使用得很好，事实是这些患者适应了义齿，看上去能处理任何食物，因为他们没有出现治疗的指征，没有引起我们的注意。而当患者义齿确实有固位和稳定性的困难，并且有晚期的牙槽嵴吸收时，如果不能通过种植来稳定的话，我们将面临通过传统义齿治疗来达到理想效果的挑战，具体在于实现固位和稳定性。

一、针对再吸收牙槽嵴的印模技术

一些新型技术可以对传统印模技术提供一定的改进。吸收性的下颌牙槽嵴并不是一个罕见的问题，为此已有了建议使用的替代印模技术。较少见的是严重吸收的上颌牙槽嵴，这种吸收可能与牙槽嵴前部较厚的活动组织有关。该组织可能非常灵活，以至于它不能对前牙的功能负荷提供任何抵抗作用。其结果是，患者无法切开食物而不得不使义齿向上旋转并失去固位。几种替代的印模技术已经被提出以处理这个问题，对于上颌和下颌的再吸收牙槽嵴，建议使用压迫并置换可移动组织的印模技术。附录 H "组织移位印模技术"中回顾了这些技术的基本原理。针对吸收性下颌牙槽嵴的一个选择是使用功能性印模技术，这是需要额外数小时或几天制作的印模，在此期间，使用临时的弹性重衬材料对患者义齿支持组织取印模，如病例指南 7 所述的椅旁重衬。如果现有的下颌义齿不适合这种技术，可以使用具有组织置换特性的印模剂进行直接印模。

已在病例指南 2 中描述了印模化合物的性能。可以通过提高或降低工作温度来改变流动特性，并且可以通过用局部加热来降低表面的黏性。正是这些特性提供了制作下颌牙槽嵴印模的优势。

仅余下颌前牙和无牙的上颌是一种常见的牙列缺损模式。由剩余的下颌牙齿传递到无牙上颌牙槽嵴前部的功能性咀嚼力，可能导致上颌牙槽嵴前部骨吸收率的增加。下颌切牙在功能上相对较低的阻力可能会使它们高出咬合平面，这种情况被称为联合综合征。临床问题是，一个可移动的厚黏膜覆盖在残余牙槽嵴的前部，导致上颌义齿的不稳定。如果上颌牙槽嵴是可移动的，可以使用印模剂来记录放置后的义齿支撑组织。更常见的技术是使用低黏度印模材料来记录移动组织的非移位状态[3, 4]。这种技术需要制造一个个性化的托盘，托盘使用 2mm 厚的蜡盖过移动组织。初印模在蜡垫片在位的情况下，首先使用中等弹性的印模材料，然后将蜡垫片从固定的材料中取出，装载少量的轻体印模材料取而代之，并制作最终的印模。这一过程可让被限制在初印模内的一层印模材料记录移动组织且不发生位移（图 8-1）。

管理上颌无牙牙槽嵴活动组织的最大挑战之一是记录颌骨定位，同时不允许任何超过活动组织的压力使上颌咬合边缘的前端向上旋转。通过确保与颌骨定位材料的唯一接触是由咬合边缘的后段进行的，来控制闭合过程中产生的力。在这个阶段必须小心，否则当义齿进入中心咬合时，完成的上颌义齿可能会向上旋转，后缘密封断裂，义齿移位。

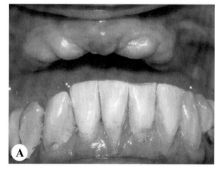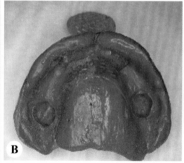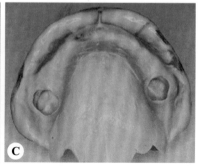

▲ 图 8-1　一个联合综合征的病例
A. 覆盖在上颌剩余牙槽嵴前部的可移动黏膜，没有牙槽骨支撑，用藻酸盐做了初印模；在模型室中，蜡垫被放置在石膏的牙槽嵴前部上，并制作一个个性化的托盘；当蜡片还在位时，制作一个印模。B. 去除了蜡片之后的印模。C. 终印模由轻体印模材料制作（图片由 R.Murray 博士提供）

二、平衡𬌗和吸收性牙槽嵴

在获得了最优的固位和稳定性的义齿基托后，控制剩余牙槽嵴后期再吸收的下一个挑战是提供一个平衡𬌗。可以通过以下办法将义齿基托在行使功能期间的运动程度减少到最小。确保在咀嚼过程中，当下颌骨向上咬合接触食物时，所有的义齿同时接触，而不会导致任何一个义齿旋转或从剩余牙槽嵴上脱落，这种咬合被称为平衡𬌗，因为由牙弓一侧的牙齿接触所产生的力被另一侧的牙齿接触所产生的力平衡了。平衡𬌗有两个条件：第一个条件，任何牙齿都不过早接触，因此，干扰随着牙齿的顺畅滑动而相互消除；第二个条件，当义齿一侧工作，磨切坚硬的食物时，义齿平衡侧或没有工作的义齿，即使他们之间没有食物也应该保持接触，以保持义齿上的力量平衡。第一个条件避免干扰，已在病例指南 5 中描述。第二个条件，平衡义齿，将在本病例指南中讨论。

要确保义齿保持均匀的接触，即使是在咀嚼期间，很大程度上是在模型室中通过正确排牙来实现的。口腔技师必须提供面弓记录和前伸𬌗记录，并将其转移到半可调𬌗架（见病例指南 5）。

三、吸收性牙槽嵴的后牙形态

如果选择非解剖式后牙而不是解剖式的后牙，技师实现平衡𬌗要容易不少。因为非解剖式后牙是单平面或零度的牙尖，但有些患者可能不喜欢单平面上颌前磨牙的外观，因为扁平的颊尖没有自然的牙齿形态。在使用这些牙齿之前，我们需要先得到患者的许可。单平面后牙的另一个美学问题是需要使后牙在垂直向和侧向运动期间保持接触，从而减少切牙引导角以接近水平，通过减少前牙的垂直重叠，来尽量减少切牙引导角。美学意义是可能不得不减少前牙的露出。如果患者不在意这些问题，单平面牙齿可能是一个实现平衡𬌗的有用策略，即使使用不可调𬌗架来排列义齿。

如果患者喜欢更多地展示前牙，可能需要突出的垂直切牙覆盖，这反过来会导致形成陡峭的切牙引导。在这种情况下，后牙需要有牙尖，牙齿需要用𬌗曲线排列，以达到平衡（见附录 H 中"提升义齿稳定性的咬合设计"）。

参考文献

[1] van Waas AJ. The influence of patient's satisfaction with complete dentures J Prosthet Dent 1990;63:307–310.

[2] van Waas MA. Determinants of dissatisfaction with dentures: a multiple regression analysis. J Prosthet Dent 1990;64(5):569–572.

[3] Crawford RW, Walmsley AD. A review of prosthodontic management of fibrous ridges. Br Dent J 2005;199(11):715–719, quiz 740–741.

[4] Lynch CD, Allen PF. Management of the flabby ridge: using contemporary materials to solve an old problem. Br Dent J 2006;200(5):258–261.

病例指南 9　牙弓尺寸不一致的全口义齿

Complete Dentures with Arch Size Discrepancy

摘　要

安氏Ⅱ类和安氏Ⅲ类骨性关系特征是牙弓大小和位置上的差异。为具备这种牙弓差异的患者制作全口义齿可能会不稳定。这种不稳定现象的出现，是因为只有部分义齿牙弓能参与咀嚼功能，安氏Ⅱ类患者的上颌后牙义齿可能位于下颌后牙的颊侧，安氏Ⅲ类患者的上颌后义齿可能位于下颌后牙的舌侧。若后牙只由加工厂技师来排列，这些牙弓尺寸的差异常常被忽略。常见的安氏Ⅰ类磨牙关系在排牙时没有牙弓尺寸差异，但对于安氏Ⅱ类患者，这会导致下颌义齿比天然牙处于更靠前的位置。把中性区设计在下颌骨弓的前部和颊部位置，会导致义齿功能不稳定。而上颌前牙会比天然牙更靠后。安氏Ⅱ类切牙关系深覆𬌗和深覆盖的特征没有得到体现，这不利于支持患者的嘴唇和口腔。本病例指南的目的是回顾为安氏Ⅱ类和安氏Ⅲ类骨性关系的患者制作全口义齿时的挑战和策略。

关键词

牙弓尺寸差异；不稳定性；安氏Ⅱ类；排牙；重叠；中性区；唇部支撑；美观

临床程序	口腔科学
• 识别安氏Ⅱ类和Ⅲ类骨性关系	• 中性区的概念
• 对安氏Ⅱ类病例进行颌骨定位	• 安氏Ⅱ类牙列的特征
• 对安氏Ⅲ类病例进行颌骨定位	• 安氏Ⅲ类牙列的特征

一、识别安氏Ⅱ类和Ⅲ类骨性关系

我们已经描述了牙弓和牙齿之间最常见的关系特征。然而，相当大比例的人的牙弓和牙齿之间的关系并不符合这些模式。现在人们普遍认为，牙弓和牙齿关系的变异并不构成异常。许多具有高加索血统的人有一个相对更小的下颌骨和一个更突出的上颌骨。用外行人的话来说，这有时被称为小下颌。这个专业术语是安氏Ⅱ类骨性关系，来源于早期 Angle 的错𬌗分类。安氏Ⅱ类骨性关系具有与安氏Ⅰ类骨性关系相似的功能水平。自然变异意味着，虽然形态和模式可能不常见（平均），但它们绝不是异常的。科学家们进行的人为分类试图使我们所观察到的现象秩序化、规律化，但在自然界中并不存在。因此，一种类型和另一种类型之间的分界是人为的和模糊的。

拔牙前的照片可以作为宝贵的证据，来证明患者的骨性关系已发生了一些变化，因为这些变化能够反映在面部轮廓上。当牙齿脱落后，易识别的牙弓差异特征就不那么明显了。这些特征包括安氏Ⅱ类的下颌骨相对狭窄和安氏Ⅲ类的上颌骨相对较小（见附录Ⅰ中"安氏Ⅱ类牙列的特征"）。如果没有拔牙前的照片或诊断模型的信息，安氏Ⅱ类和安氏Ⅲ类病例的义齿排牙可能会与安氏Ⅰ类患者常规病例进行相同的

处理（图 9-1）。忽略安氏Ⅱ类牙弓差异的后果，是由未能重建前牙明显的覆𬌗覆盖造成的。上颌牙弓位于剩余牙槽嵴的后方太远，下颌牙弓太靠前。在这个位置，上颌前牙不能支撑起上唇，使它看起来又薄又平。下颌前牙将下唇推出，不仅导致下唇过厚不自然，还会导致下颌义齿不稳定。这种下颌义齿缺乏稳定性的现象，是由于未能将牙定位在舌头和嘴唇相互作用的中性区。

忽略安氏Ⅲ类牙弓差异的后果与上颌牙弓太靠前和下颌牙弓太靠后有关。这两个错误都将义齿牙弓置于中性区之外，并导致义齿不稳定（见附录Ⅰ中"中性区概念"）。

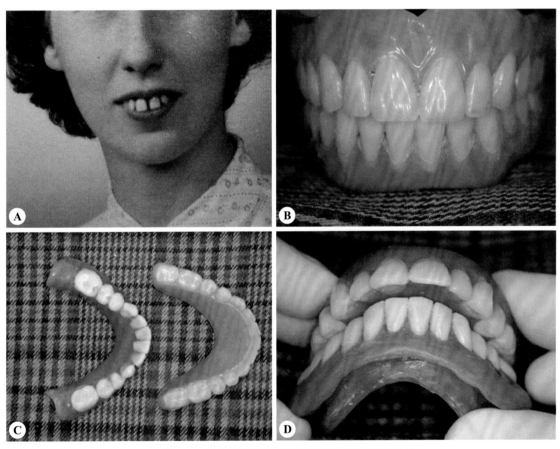

▲ 图 9-1　恢复安氏Ⅱ类骨性关系患者的美学和功能

A. 患者拔牙前的照片显示了安氏Ⅱ类牙列的典型特征；B. 她一直戴的义齿是用常规的安氏Ⅰ类制作的，因此下颌义齿不稳定，这是由于义齿牙弓被放置在中性区之外，而方形上颌牙弓的美学效果也不能令人满意；C. 照片右侧现有的下颌义齿显示了为了实现安氏Ⅰ类牙弓的关系，义齿牙弓被放置在中性区之外的程度，左侧新义齿的牙弓已排列在中性区；D. 新的义齿有一个很深的覆𬌗覆盖，其美学需求和义齿的稳定性都得到了提升，需要注意的是，上颌第一前磨牙的腭尖必须减小

如果一副义齿已经使用了多年，那么下颌牙齿可能出现在上颌牙齿的前面（图9-2）。这可能是由于后牙的磨损，进而使他们的接触点离开本来的正中颌位。患者必须突出下颌骨，以重建后牙的接触。这种下颌骨的功能再定位被称为伪Ⅲ类，因为患者不符合安氏Ⅲ类骨骼类型的标准（见附录Ⅰ中"安氏Ⅲ类牙列的特征"）。然而，如上所述，有许多患者的分类是处于临界状态，在这种情况下，他们的骨性关系不能准确地描述为属于某一类别，但可以说有一个特定类别的倾向。病例如图9-2所示，有向安氏Ⅲ类发展的倾向。在排列义齿时发现，切对切的切缘关系是合适的，并且条件允许选择单平面后牙（见附录H中"牙尖倾斜度降低的后牙"）。

二、对安氏Ⅱ类病例进行颌骨定位

在对安氏Ⅱ类病例进行颌骨定位时，需要考虑三个方面[1]。

第一方面，与安氏Ⅱ类患者可能有前伸下颌咀嚼的习惯有关。这种习惯可能是为了使前牙产生咬合。在进行颌骨定位时，必须注意，正中颌位没有记录在前伸颌的位置。如果在下颌骨定位时，下颌骨不处于正中颌位的位置，当颌骨回到正中颌位时，患者在吞咽时可能会有后牙𬌗干扰。应建立一个长正中或牙尖接触区域，使最紧密的牙尖接触发生在从正中颌位到其他一系列颌位的某一位置上。转移到半可调𬌗架的面弓记录将有助于实现这一目标。

第二方面，需要特别注意的是建立咬合垂直距离。安氏Ⅱ类牙列最初因骨骼特征被分为两种类型，但现在可以细分为更多的几个亚型。眶耳平面（法兰克福平面）是由从外耳道上缘到眼眶下缘处的一条线组成，下颌平面是由从最后一个磨牙的牙尖到中切牙的切嵴的一条线形成。在这两个平面之间形成的夹角为法兰克福下颌平面夹角（Frankfurt mandibular plane Angle，FMA）（见附录Ⅰ中"安氏Ⅱ类牙列的特征"）。低FMA组，以前被称为安氏Ⅱ类2组，特点为深覆𬌗和一个较大的息止𬌗间隙（IRS）。如果没有充分识别这一特征，那么为患者制作的全口义齿的IRS可能会不足。

第三方面，需要特别注意的是牙弓的差异。在高FMA类型的安氏Ⅱ类骨性关系中，在颌骨定位后，上颌𬌗堤位于下颌𬌗堤的前方。上下颌𬌗堤之间的唯一接触可能在磨牙区域。因此，在记录正中颌位时，必须确保对下颌𬌗堤施加压力，否则下颌义齿在接近正中颌位时可能会向上旋转。

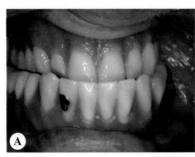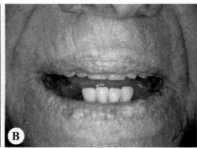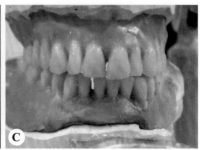

▲ 图 9-2 恢复安氏Ⅲ类骨性关系患者的美学和功能

A. 由于后牙磨损，现有义齿的正中颌位已向前重新定位为假Ⅲ类位置；B. 在颌骨定位时，很明显，颌骨确实处于一个无拉伸下的回缩位，允许安氏Ⅰ类牙齿排列，尽管有成为安氏Ⅲ类骨性关系的倾向；C. 牙齿的排列证实了安氏Ⅰ类咬合是可能的，减少的覆𬌗允许使用单平面后牙。该病例说明，需要认识到安氏分类比较模糊的边界病例

当填写加工厂设计单时，明智的做法是具体到任何一种牙弓的差异，并写清楚你的侧重点是重现个体牙弓的差异。如果这一点没能传达清楚，将默认使用安氏Ⅰ类的牙齿排列（图9-1B）。在安排上颌第一前磨牙可能会遇到困难，必须位于下颌牙弓的颊侧。这可能导致上颌前磨牙腭尖与下颌前磨牙颊尖之间产生尖对尖关系。为了适应牙弓位置的要求，应使上颌前磨牙的颊尖与上颌尖牙的咬合平面一致，并应降低上颌前磨牙腭尖的高度（图9-1C）。

在低 FMA 类型的安氏Ⅱ类中，很明显，下颌𬌗堤必须降低高度。这是不得不降低咬合垂直距离（OVD）以提供足够 IRS 的结果，同时应修剪上颌𬌗堤，以充分显示上颌前牙。从这一类型的安氏Ⅱ类的定义中可以清楚地看出，我们将期望有较大程度的覆𬌗覆盖。这将解决为下颌前牙的排列提供垂直空间的问题。前牙不应缩短，而应保持正常的长度，定位在一个深的覆𬌗覆盖上，以适应安氏Ⅰ类切牙关系。

三、对安氏Ⅲ类病例进行颌骨定位

对于安氏Ⅲ类病例进行颌骨定位所面临的挑战是，通过加载前段来避免上颌𬌗堤的旋转。在有明显牙弓差异的安氏Ⅲ类病例中，如果下颌前牙位于上颌牙前方且无咬合接触，上颌义齿的稳定性会得到改善。在中等牙弓差异的安氏Ⅲ类病例中，前牙的切对切关系可能是最佳的。如果前牙按安氏Ⅰ类骨性关系排列，上颌牙弓将位于剩余牙槽嵴的前方，义齿将因上唇的移动而脱位。如果下颌牙在剩余牙槽嵴上排列得太远，以达到安氏Ⅰ类骨性关系，下颌义齿就会因舌的移动而脱位。对加工厂的要求应该是重现义齿的安氏Ⅲ类骨性关系。

参考文献

[1] Curtis TA, Langer Y, Curtis DA, Carpenter R. Occlusal considerations for partially or completely edentulous skeletal Class Ⅱ patients. Part Ⅱ: treatment concepts. J Prosthet Dent 1988;60(3):334–342.

病例指南 10　捕捉自然微笑的本质
Capturing the Essence of a Natural Smile

摘　要

根据患者的描述，拔牙对情绪影响是非常大的。认识到拔牙造成的自我形象的丧失及随之而来的牙缺失的尴尬，应该在为牙列缺损患者设计治疗方案时告知。恢复患者原有牙齿的特征，有时需要借助于拔牙前的照片，该治疗流程必须在患者的帮助下进行，不能仅单方面和加工厂沟通。患者参与决定义齿的美学外观，已经对自己的外观进行了投资。本病例指南的目的是回顾一些已有证据，强调注意拔掉前牙的患者所遭受的情感损失。同时，进一步介绍美学牙齿排列的主要特征，并指导临床医生逐步调整试戴义齿的过程，这将有助于获得更加美观的义齿。

关键词

拔牙；情绪；失落感；自我形象；尴尬；拔牙前照片；患者认可；家人认可

临床程序	口腔科学
• 美观排牙的主要特性 • 拔牙前记录的价值 • 即刻义齿 • 调整试戴义齿中的牙 • 获得患者和家属的认可	• 牙齿在情感上的重要性 • 义齿美学的重要性 • 重新建立患者的外表形象

我们所有人对牙齿的情感依恋在口腔课程中很少得到关注。直到最近，才有研究证据揭示了拔牙对患者的自我形象有多大的意义，以及义齿对恢复患者的自信心有多重要。正是伦敦国王学院的 Janice Fiske 及其同事的开创性工作，首次在口腔文献中引导人们关注拔牙的心理影响[1]（见附录 J 中"牙齿在情感上的重

要性"）。

然而，正是在美国，临床工作中的义齿美学已经被定义成了一种艺术。Carl Boucher、Earl Pound 和 Howard Payne 等临床医生和教师在制作义齿时阐述了这种艺术。他们不仅是一丝不苟的临床技师，更是艺术家。Carl Boucher 会坚持使用印模石膏制作下颌骨印模，直到看

不到任何压痛点为止。Earl Pound 会先制作一个试戴义齿，并留出时间进行评估，然后再考虑制作最终的义齿[2]。Howard Payne 在自己的技工室里铸造用来制作义齿的义齿。这些临床医生使用不同的临床方法，但都知道坐在椅旁和患者一起排列前牙是多么重要。恢复面部的美观是义齿能给患者和牙医带来的最大回报。为了获得这种回报，我们必须深度学习我们在椅旁与患者一起排列义齿的技能（见附录 J 中"义齿美学的重要性"）。

一、美观排牙的主要特性

在附录 D 中提到，有吸引力的微笑对患者的重要性。制作义齿的传统方法提出了前牙排列的一些基本原则。

1. 上颌和下颌牙弓应定位在剩余牙槽嵴上，以便为上下唇提供充分和适当的支持。

2. 牙弓的中心线应与面部的中心相对应。

3. 切端殆平面应平行于瞳孔线，并呈一个类似下唇上缘形成的轻微向下的曲线。

4. 中切牙应比侧切牙稍大，并在牙弓中处于主导地位，这有助于形成切端殆平面的轻微向下的曲线。

5. 前牙的宽度应与面部和口腔的大小相协调。前牙应该有一个完整的面部轮廓。

6. 人工牙龈应具有适当的轮廓，并使每颗牙齿之间的凹陷深度得到充分显示。

这些都是实用的美学原则，尽管它们还不足以为挑剔的患者提供个性化的义齿。"义齿外观"可视为无支撑的上颌唇，"人工牙"则是无特征的白色片状物。中切牙和侧切牙的大小和位置几乎没有差别，牙齿的颜色也都一样。检查义齿时，其切口咬合面不平，中切牙之间的中线不在面部中心，然而临床操作中这种情况并不少见。这些错误导致义齿更容易被识别，即使在非口腔医生看来，也是人造牙（图 10-1）。

毫不奇怪，常规的排牙并不能重现自然牙齿的外观，因为义齿是由口腔技师排列的，他们通常没有时间进行个性化的排列。此外，患者也没有机会参与。解决方案是由牙医在椅旁负责前牙的排列（图 10-2）。这个过程在就诊时开始，询问患者是否对现有义齿的外观感到满意。许多患者，特别是男性，却不愿意分享他们的疑惑和担忧。

认识到一些患者对义齿外观不满意的根本原因非常重要。上面已经说明了不正确的中心线、不平整的切牙平面及四个门牙的设置缺乏个性化。没有认识到牙弓存在的差异性也会导致美观不佳，如安氏Ⅱ类（图 10-3）。

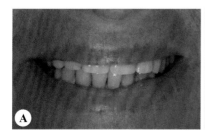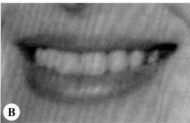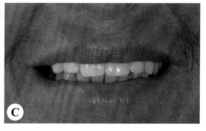

▲ 图 10-1　遵循公认的标准，实现美观的牙齿排列

A. 患者觉得她的义齿看起来不像天然牙，门牙都在同一水平线上，前牙咬合面在一侧很高；B. 拔牙前的照片显示，中切牙很明显，并且在微笑时会露出所有的前牙；C. 新义齿的排牙已接纳公认的天然牙中切牙标准，前牙殆平面与口腔相平

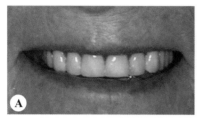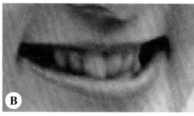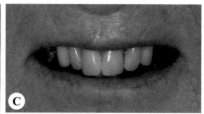

▲ 图 10-2　遵循提供拔牙前记录的指导原则，实现美观的牙齿排列

A. 这个微笑表明患者是一个义齿佩戴者，排牙没有区别中切牙和侧切牙，中切牙之间的中线不在面部中心；B. 拔牙前的照片显示牙弓更尖，前牙后倾，前牙略微拥挤，中切牙占优势；C. 在患者的参与和照片的帮助下，在椅旁制作新的义齿

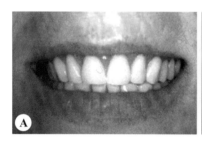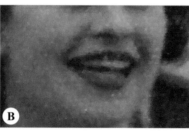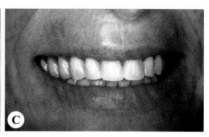

▲ 图 10-3　通过重现天然牙齿的牙弓形态实现美观的排牙

A. 现有义齿的前牙被安排在上颌残余牙槽嵴上，试图制造一个安氏 I 类骨性关系，这种限制导致牙齿的切缘被安排在后方旋转，以达到与下颌牙齿接触的目的，前牙显得太长，不能支撑嘴唇，牙龈边缘太低且突出，没有足够的息止殆间隙；B. 拔牙前的照片证实了安氏 II 类骨性关系；C. 在新的义齿中，水平和垂直重叠允许减少咬合垂直距离并恢复足够的 IRS，上唇得到支持，未过多露出牙齿和牙龈

二、拔牙前记录的价值

规划新义齿的美学变化应基于对自然牙齿排列的正确认识，并通过对面部美感的直觉来修改。这些变化必须在患者的参与下进行。患者会有自己的想法，并可能记得他们自己牙齿的细节。照片提供了一个有价值的额外维度，有助于恢复患者的外观。并非所有的患者都对重现其自然牙齿的外观感兴趣，但是当他们意识到牙医对旧照片有一定的重视时，他们可能会对从这些旧记录中获取真实的东西的可能性变得更加热情。能够向患者展示一些病例是对治疗有帮助的，在这些病例中，拔牙前的记录展示了与拔牙前的面部惊人的相似，甚至是几十年前的面部[4]。当然，不能肯定患者的牙齿排列在 50 年后仍然看起来和现在一样，但可能

正是这种旧物，触发了对重新创造的事物的直接情感依恋赖（图 10-4）。患者看着镜中的自己，可能会有极大的情感体验，因为他们是自己曾经的模样。从上文可以看出，大部分恢复原始自然牙齿排列的工作不能在技工室实现。除非是直接用患者的天然牙齿的模型制作即刻义齿，并在拔牙后立即放入（见附录 J 中"重建患者形象"）。

三、即刻义齿

当患者需要拔牙时，没有必要等到拔牙窝全部愈合后再制作义齿。义齿可以在技工室里制作，并在拔出自然牙齿的同时放入。这种程序通常只限于有计划的前牙拔除，因为前牙的脱落会立即影响美观。义齿是在技工室里制作

的，每次从主模型中取出一颗牙齿，然后用义齿代替。通过这种方式，可以实现非常接近自然牙齿大小和位置的复制。有时，正是这种即刻义齿，是患者所拥有的最自然的义齿。如果我们在拔牙前为他们的牙齿拍摄照片并制作研究模型，这对患者来说是极好的。他们可以得到这些天然牙齿的记录，以便为以后的义齿提供指导，贯穿他们的一生。

即刻义齿不能准确地适应义齿支持组织，因为残余牙槽嵴的确切轮廓是由技术员在拔掉每颗要替换的石膏牙后，估计得来的。随着拔牙创口周围的愈合，放入后的即刻义齿的适应性会进一步变差。因此，一旦义齿支持组织稳定下来，就应该进行重排。

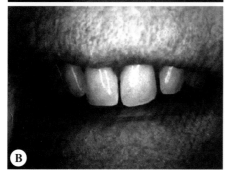

▲ 图 10-4　参照拔牙前的照片，实现真实的排牙

A. 照片上显示的是 50 年前还是孩子时的患者，然而，该依据十分有价值，它是患者笑容的展示；B. 这张照片唤起了患者的回忆，在她失去牙齿之前的样子，让她觉得她的义齿是属于自己的

四、调整试戴义齿中的牙

在椅旁与患者一起排列前牙所需的技能不容易获得，大多数牙医也没有时间进行这一过程。然而，通过修改技工室提供的试戴义齿，可以大大改善前牙的美感。有些修改只需要几分钟，有些则需要更多的时间和练习。建议从最简单的开始，做以下修改，这将有助于义齿的自然外观（图 10-5 至图 10-10）。

实现自然美学是口腔技师安排试戴义齿的任务之一。如果有原来牙列的研究模型，或者正在制作的是即刻义齿，那么自然牙齿的个性就可以被复制出来。使用的人工牙的质量对外观也有很大影响。如一些制造商制作了有瑕疵的牙齿，这些牙齿有明显的缺陷，如裂缝和污点及唇面的崎岖雕刻。技师也有机会为义齿基底的抛光表面提供一个高光泽度的替代方案。义齿牙龈可以进行雕刻和打点，以便类似附着

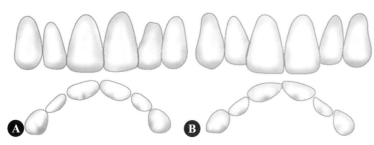
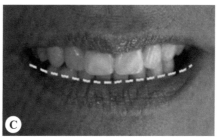

▲ 图 10-5　调整试戴义齿中的牙（一）

A. 技工室的常规排牙通常是均匀、规则的，并且有一个直的切缘；B. 通过将中切牙向下和整体向前移动，使其更明显，侧切牙可以稍微向上移动；C. 由此形成的曲线，与下唇一致，符合排牙的美学标准

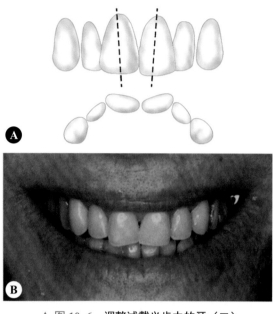

▲ 图 10-6 调整试戴义齿中的牙（二）

A. 首先达到中切牙优势和中切牙边缘的自然曲线，将中切牙向中轴方向旋转相同的量，注意不要让这些牙齿的颈部汇合，而是将颈部分开；B. 这样使得结果有利，而不显得过于拥挤

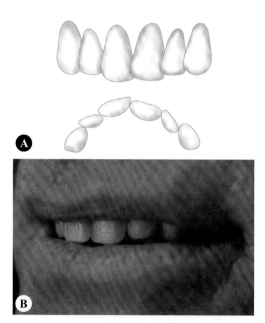

▲ 图 10-8 调整试戴义齿中的牙（四）

A. 为了呈现一个富有魅力、阳刚的排牙，需要进行大胆的重新定位，如果你从目前为止建议的对称排列中继续前进，那么在构图中保持平衡是很重要的，最好不要移动尖牙，而是把它们作为一个对称的强大框架；B. 牙齿很大，而且排列很大胆，做一些牙齿颜色的变化会改善这种排牙方式

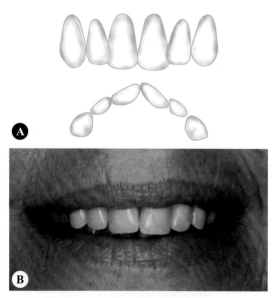

▲ 图 10-7 调整试戴义齿中的牙（三）

A. 实现了图 10-5 中的目标后，将中切牙向远端旋转相同的量，旋转每个侧切牙，使其与每个中切牙的远端切缘重叠；B. 仔细观察，这样可能会使牙齿显得拥挤，但在社交距离上，它们看起来很自然

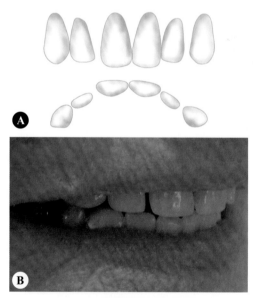

▲ 图 10-9 调整试戴义齿中的牙（五）

A. 一个或两个空间呈现了一个自然的外观，尽管中线位置通常不成功；在排牙中创造空间是很困难的，拔掉一个侧边的牙齿，用一个窄一点的牙齿代替，麻烦会少一些；在进行替换时，可以使用颜色稍有不同的牙齿。B. 在侧切牙和中切牙之间有一个轻微的空间，用一个较浅的牙齿进行替换

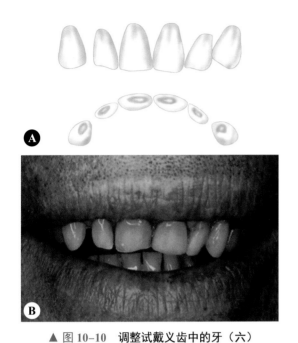

▲ 图 10-10　调整试戴义齿中的牙（六）

A. 创造切口磨损需要谨慎进行，这种排列方式是通过复制以前的牙列，包括低 FMA 安氏 II 级咬合而形成的，必须拔掉天然牙，但在这之前，先做了一个即刻义齿；B. 这张照片是在拔掉天然牙和安装即刻义齿后拍摄的。当患者回家时，他的家人并没有意识到他的牙齿已经被拔掉了

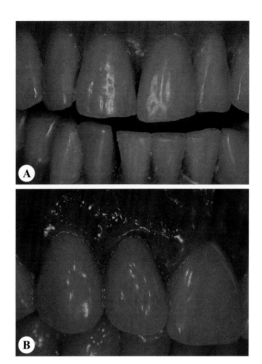

▲ 图 10-11　细节有利于形成自然的外观

A. 这个试戴义齿的牙齿被制造商描述为表面有粗糙的雕刻，还请注意使用了颜色较浅的左侧门牙；B. 这些义齿周围的牙龈被赋予了斑纹的效果，并被轻度着色

牙龈的橘皮状表面。边缘牙龈也可以被着色，以类似于根尖上的乳头、边缘牙龈和附着牙龈之间的颜色差异。对于微笑时露出大量牙龈的患者，着色和自然的轮廓可以避免被发现佩戴的是义齿（图 10-11）。

五、获得患者和家属的认可

在网球等体育活动中，评论员有时会使用"非受迫性错误"这一术语。这是一个球员必须全权负责的错误，与对手的比赛无关。在制作义齿时，未能获得患者的认可应被视为非受迫性错误。许多患者有合理的抱怨理由，他们没有为新义齿的外观做好准备。在试戴义齿阶段，仅提供几秒的时间让患者坐在镜子前观察完整义齿的各方面外观是不够的。为了让患者有时间评估新的外观，并防止以后出现任何

误解，应该拍一张照片，打印出来，并给患者看。当试戴义齿被同意后，应告知患者这就是他们义齿最终呈现的外观，完成后，不能再对排牙进行调整。应进一步要求患者将照片给家人看，并在出现任何不确定因素时向口腔医生报告，以便在需要时安排下一次试戴预约。在讨论新义齿时，通常需要询问患者是否愿意带着朋友或家人来试诊，以便达成一致意见。这样可能会延长试戴义齿这一过程，但一般来说，这是值得花时间的。在私人诊所中，如果必须计算时间，可以调整费用估算以反映可能花费的额外时间。如果前牙的大小和排列对义齿来说非常重要，允许患者把试戴的义齿带回家几天将是有利的。这个过程需要第二次就诊，以重新评估试戴义齿，但如果这一切已经包括在计划和收费结构中，就不应该中断计划。

有些患者可能不希望他们的家人参与，因为家庭关系可能失调，会阻碍进展。我们大多数人都希望得到亲近的家人和朋友的认可，如果他们对完成的义齿提出批评，会让人非常沮丧。批评可能是建设性和善意的，但它往往只是对新外观的惊讶和对容纳他们所爱的人的外观变化的自然阻力，而不是真正的不赞成。起初不确定的家庭成员，很快就会接受新的外观，一切都很好。在其他时候，批评是一个加分的机会，会试图平衡一个未解决的冲突。成年的女儿和姐妹可以对女性患者的新义齿做出很有破坏性的评论（图10-12）。

如果口腔医生和患者寻求最佳的美学效果，那么在椅旁排牙是无可替代的。这很耗费时间，但当目标达成时，它是非常有意义的。患者的参与在每一步都得到保证。许多对自己的外表有强烈要求的患者，会对有机会重新获得自己的微笑而表示感谢。没有什么能比见证患者恢复后的快乐更加令人振奋，因为他们再次拥有了良好的外表形象。John Besford，一位在伦敦的知名修复科医生，相信当患者的笑容重新回到自己脸上时，会有一种精神上的力量。他记得有一个患者说，这真是一个快乐的惊喜，感觉就像回到了家。

在椅旁设置几颗前牙的任务并不像看起来

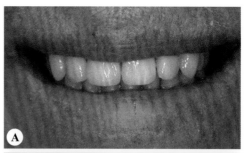
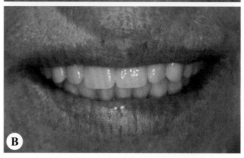

▲ 图 10-12　家庭有利于美学改变

A. 以前的义齿并不能令患者满意，因为牙齿太大，不能支撑嘴唇，而且牙弓是方形的；B. 患者和她的丈夫都十分喜欢新的义齿，但她两个十几岁的女儿都非常排斥，患者很沮丧，但还是坚持戴着义齿，直到几周后问题得到了解决

那么艰巨。我们必须从咬合边缘开始，将其修剪成正确的唇线，并标出中心线。义齿的模具和颜色的选择必须在前次就诊时完成，这样口腔医生就能准备好这些牙齿。口腔医生在上颌切端的中心线旁边切出一块蜡，用热刀将蜡软化，然后放置一颗中切牙。牙弓的位置和水平在此作为基准。即使只排列中切牙，这也是确认所选牙齿大小和颜色的极好机会。

参 考 文 献

[1] Fiske J, Davis DM, Frances C, Gelbier S. The emotional effects of tooth loss in edentulous people. Br Dent J 1998;184(2):90–93, discussion 79.

[2] Pound E. Lost-fine arts in the fallacy of the ridges. J Prosthet Dent 1953;4:6.

[3] Engelmeier RL. Complete-denture esthetics. Dent Clin North Am 1996;40(1):71–84.

[4] Bissasu M. Copying maxillary anterior natural tooth position in complete dentures. J Prosthet Dent 1992;67(5):668–669.

病例指南 11　种植体支持式下颌覆盖义齿

Implant-Supported Mandibular Overdentures

摘　要

2003 年，世界修复医生大会提出的"护理标准"中曾推断："传统义齿修复不再是下颌牙列缺失的首选修复治疗方法……种植体支持式覆盖义齿将成为其治疗的首选。"种植体对支持固位、取戴和颌面修复的进一步优化使牙列缺失患者有了更多的选择。近年来，种植修复已成为常规修复方式，但临床操作对临床医生技术要求极高，所以最好由接受过种植学专业培训的临床医生执行。然而，是否植入种植体必须由患者剩余骨量及患者的意愿决定。修复缺失组织的解决方案需要制作赝复体。种植体不是赝复体，但如果设计合理，种植体可以为赝复体的支持和固位提供保障。无论患者的年龄或经济状况如何，都必须告知患者种植体植入的可行性、优势和存在的风险。本病例指南的目的是回顾种植体支持式覆盖义齿的治疗计划，并展示将原有功能良好的活动义齿改为两颗种植体支持式覆盖义齿的临床程序。

关键词

护理标准；种植；支持；覆盖义齿；计划；修复；知情同意；颏孔之间

临床程序	口腔科学
• 种植体支持式覆盖义齿的治疗计划	• 种植体支持式覆盖义齿及护理标准
• 将义齿连接到种植基台	• 牙槽骨对种植体及义齿的反应

相比以前，目前种植牙已经很普遍，并且种植成功率也很高。25 年前，有许多不同的技术应用于患者身上，但又很少有证据能证明哪一种技术才是最佳的选择。Albrektsson 等将实验科学引入牙科种植学，并以现代实践为基础让种植体系统变得不那么复杂，技术更容易掌握[1]。患者对口腔种植日益增长的需求进一步证明了其价值和成功。在许多发达国家，使用种植体支持式覆盖义齿正在成为治疗标准[2]（见附录 K 中"种植支持式覆盖义齿与治疗标准"）。

一、种植体支持式覆盖义齿的治疗计划

初诊时，记录患者使用旧义齿的经历、他们对旧义齿的不满和对新义齿的期望是很重要

的。临床医生的职责是评估主诉并告知患者他们遇到的问题是否能通过种植体支持义齿来解决。该评估必须由完成专业培训和具有临床经验的临床医生进行。患者现有义齿能否很好地恢复功能及是否自然美观，对临床医生来说是很重要的。想要仅通过种植的方法来纠正旧义齿的想法是不正确的，不能解决患者的问题。如果在诊断和治疗计划之前已进行了种植，那么，随后任何治疗都无法达到我们想要的效果（图11-1）。一旦明确了患者的修复需求，种植外科医生务必针对患者的需求给出建议，并告知患者种植体植入的禁忌证及风险[3]。

固定下颌义齿的最常见选择是放置2颗种植体，分别位于左右颏孔近中，大概位于天然牙的尖牙或侧切牙的位置，且他们之间的距离应超过15mm。如果骨高度低于10mm，口腔外科医生可能会推荐使用4颗较短的种植体。与孤立的种植体相比，一个连接4颗种植体的杆卡式中间结构可以为下颌义齿提供更多的支持和固位。

在治疗初期就与进行种植体植入的外科医生展开治疗计划的交流是很重要的，能确保一个团队治疗方案的一致性。曲面断层片是评估2颗种植体（颏孔之间）放置位置的重要辅助工具。当下颌义齿就位时，曲面断层片可用

于定位。在义齿上的每个支持和固位的理想恢复位置上连接一个粗的热牙胶棒。热牙胶棒和球轴承将为确定曲面断层片的形变量提供参考（图11-2）。

口腔外科医生也喜欢使用手术导板，它可以帮助种植体的定位。该导板是通过大号上颌托盘使用硅橡胶重体印模，复制原下颌义齿来制作。然后在该印模中倒入透明的自凝树脂，以制成支架。在支架上最理想的修复位置钻2mm直径的垂直孔。

二、将义齿连接到种植基台

覆盖义齿可以通过附着体连接到种植体上。大多数种植系统都会为覆盖义齿提供各种球附着体和嵌入式附着体。如果口腔外科医生使用广泛应用的种植体系统，那么相应的附着体系统也会被使用。与其他系统相比，Locator（落扣）基台有以下几个优点：①最低的部件高度适合有限的𬌗空间；②可弥补2颗种植体之间的角度偏差（15°）；③固位力可由使用不同的基台阳性垫片来控制，垫片可以被替代。

将现有的下颌义齿连接到种植体上，椅旁操作技术简单但耗时。该程序可以由技工室技师进行，但义齿必须从患者口内摘下并送到技

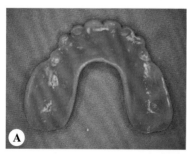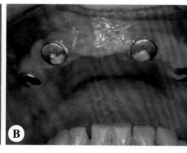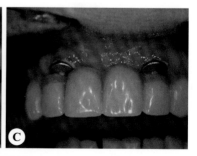

▲ 图 11-1 在植入手术之前需要进行修复设计

A. 该患者旧义齿的主要问题是缺乏固位力，义齿前牙区颊侧基托封闭性不好且延伸不足；B. 这4颗种植体是为了保留旧义齿而植入的，但并没有达到期望的效果；C. 不幸的是，种植体植入过于靠前，以至于无法支持现有的义齿，而患者不愿意做一副新的义齿，因为新的义齿必须让前牙更加突出才能覆盖种植体

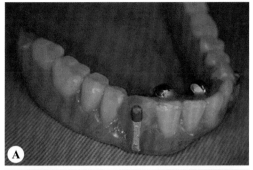

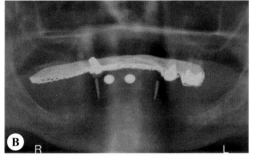

▲ 图 11-2　为评估种植体植入位置而拍摄的曲面断层片

A. 标记已附在现有义齿上；B. 曲面断层片用于评估在牙胶棒指示的位置放置种植体的可能性

工室内完成（图 11-3）。

1. 移除任何修复基台或愈合帽。拧入 Locator（落扣）基台。

2. 将白色封闭环套入基台，用于封闭基台的周围区域，以防止树脂在固定金属基底帽时被卡住。

3. 将金属基底帽与阳性黑色衬垫一并安装到 Locator（落扣）基台上。

4. 将压力指示膏（PIP）涂在义齿组织面上，并将义齿从上方放于口内基底帽上。轻轻往下压，使基底帽义齿上印一个标记。取下义齿，并使用 PIP 中的标记来定位。按照定位在Locator（落扣）基底帽所处的义齿基托部位打孔，预备一个能够容纳基底帽的空腔，让义齿能够完全就位。在预备基底帽空腔的过程中，原义齿基托可能变薄甚至断裂。义齿基托可用

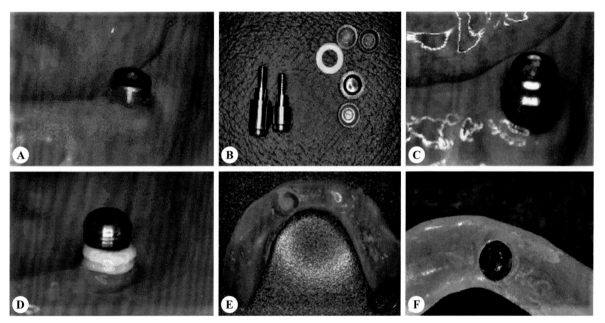

▲ 图 11-3　将义齿连接到 2 颗种植基台上

A. 带有愈合基台的种植体；B. Locator（落扣）基台的长度可能为 3mm 或 5mm，阳性垫片可能具有弱固位力（蓝色垫片）到强固位力（白色垫片）;C. 移除愈合基台，并将一个合适尺寸的阴性 Locator（落扣）基台拧入固定装置；D. 在 Locator（落扣）基台周围放置了两个白色封闭环，黑色衬垫已插入 Locator（落扣）基台中，并在每个基台上放置一个基底帽；E. 义齿基托中的空腔已准备好（左），当有足够的空间容纳基台帽时，将自凝丙烯酸装入该空间（右），并义齿安置在基底帽上；F. 当丙烯酸树脂凝固并修剪掉多余的部分时，取出义齿。黑色衬垫将被移除，并放置蓝色、粉红色或透明阳性垫片以实现所需的固位

玻璃纤维增强的丙烯酸树脂来增加强度（见附录 G 中"常用的义齿修复材料"）。

5. 为了确保在每个基底帽周围有足够的空间，请准备藻酸盐印模材料，未凝固时放入已预备好的义齿基托空腔内，然后将义齿就位，当藻酸盐凝固后，取下义齿观察义齿基托空腔表面是否余留藻酸盐材料，若出现未被藻酸盐覆盖的部位，即需要进一步磨除的部位。最后确保固定于基台上的基底帽不与修复体相接触，义齿能在无阻力下完全就位。

6. 准备自凝丙烯酸树脂，义齿基托的每个空腔部位装入适量。使用足够的就位压力将义齿放入口中，以挤出多余的丙烯酸树脂材料，直到义齿与剩余牙槽嵴均匀接触。要求患者咬合，以确保义齿没有被种植体基底帽移位。

7. 当丙烯酸树脂凝固后，取下义齿并修剪掉多余的丙烯酸树脂。

8. 从基底帽上取下黑色衬垫，将蓝色（最弱固位力）或透明色（最强固位力）阳性垫片置入基底帽里。

也可以在技工室将所有附件安装到原有义齿上。如果首选技工室操作程序，则必须制作个别托盘，能覆盖义齿支持组织和固位装置，且每个固位装置上方有足够的空间以容纳印模帽。将印模帽固定在种植体上，并使用个别托盘制取印模。当印模材料凝固后被移除，印模帽也随着印模材料从种植体上取下。将替代体连接到每个印模帽上，然后将印模与下颌义齿一起送到技工室。

杆卡固位体为种植体支持式覆盖义齿提供了更高的稳定性并降低了每颗种植体的负荷。它们首选用在上颌覆盖义齿，且至少由 4 颗种植体支持。杆卡固位覆盖义齿也可以解决种植体之间的角度偏差问题，因为将杆固定到种植体上的螺钉不必彼此平行。对于每颗种植体上用转移帽制取印模的方式如上所述。带预制横断面的金属杆被焊接或浇铸在经黏膜基台上，以便将所有种植体连接起来。义齿内部装有一个夹子，它像马鞍一样固定在杆上。有时需要用舌杆或腭板加强义齿强度以避免断裂。

参 考 文 献

[1] Albrektsson T, Brånemark PI, Hansson HA, Lindström J. Osseointegrated titanium implants. Requirements for ensuring a long-lasting, direct bone-to-implant anchorage in man. Acta Orthop Scand 1981;52(2): 155–170.

[2] Feine J, Carlsson G. Implant overdentures: the standard of care for edentulous patients. Chicago, IL: Quintessence Pub. Co.; 2003.

[3] Palmer R, Palmer PJ. A clinical guide to implants in dentistry. London: British Dental Association; 2000.

下篇 附录
Appendices

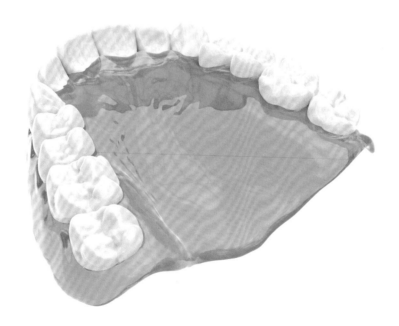

附录 A 可摘局部义齿的介绍

一、失牙患者的心理

我们每个人都具有一张独一无二的面容，牙齿也具有独特性。当牙齿被拔除时，我们会失去自身的部分独特性，随之失去部分或大部分自我价值感。我们独特的外貌是自我形象的重要组成部分，对我们的情绪健康有很大的影响。我们常看到某些不好的现象：一些青少年不喜欢自己的身材和面貌，为其困扰，以至于伤害自己的身体或节食。文献表明，牙齿对我们身体形貌的重要性被极大地忽略了。我们饱受失牙引起的痛苦，这种痛苦很难得到解决。Janice Fiske 等在一篇论文中记录了失牙引起的信心和活力等缺失的感觉[1]，失牙的患者也陈述失牙使他们内心非常痛苦。这些信息揭示了以往我们多么无视失牙对情感的影响。

一位女士说："当你不得不在牙医的椅子上把你的义齿拿出来时，那感觉并不好，因为你看起来很可怕，很糟糕。我知道我老了，已经 82 岁了，我不应该有这样的感觉，但是我觉得你应该理解我这种情况。"Fiske 和他的同事们第一次让我们关注那些失牙患者内心的痛苦，我们需要明白，我们的患者不愿意在牙医和助手面前取下义齿，他们想维持自己的尊严。另见附录 J 中"牙齿在情感上的重要性"。

二、可摘局部义齿的生物学代价

佩戴可摘局部义齿（RPD）的不利影响已被描述为对口腔组织造成的生物学代价[2]，包括牙周病与龋病发生率的增加。对于 RPD 造成的损害的严重程度，大家意见不一。Waerhaug，一位受人尊敬的 20 世纪 60 年代的牙周病专家，他写道："最好的局部义齿是那些还没有制造出来的[3]。"还有一个更加消极的观点是，可能从患者的角度来看，RPD 仅是一种使牙齿脱落的缓慢、痛苦且昂贵的装置。

Bergman 和其他人倾向于另一种乐观的看法，他们认为，只要保持口腔卫生，剩余的牙齿及其牙周组织几乎不会受到损害或不会受到损害[4]。这一结论是基于一项为期 10 年的纵向研究的结果，其中对照组口腔中没有 RPD，研究者假设 RPD 的不利影响仅限于基牙。然而，在这项研究之前几年，Brill 曾提出 RPD 会影响整个口腔，而不仅仅是基牙[5]。RPD 的使用会导致口腔中菌斑的质量和数量发生有害变化，仔细清洁口腔和义齿可能会减轻这些不利影响[6]。

三、知情同意

我们父母这一代和他们的前辈非常信任他们的医生或牙医，这一点医生最清楚，毫无疑问，他们会顺从地接受手术，服用处方药，甚至继续受苦。年轻一代希望自己成为影响治疗决策的一部分，他们还可以获得我们父母无法获得的信息。因此，他们可能会通过一些渠道（例如 Wikipedia）提前了解 RPD 相关知识，做好准备，然后来看牙医，并希望参与治疗决策。他们不会在意只顾低头交谈或认为他们应该服从指令的人。

我们的一些年长同事可能仍然使用处方和服从等术语，这表明他们没有与时俱进。然而，管理诊所的委员会现在明确表示，对患者的独断态度不再是"护理标准"，这部分原因可能是由于针对医生的诉讼数量不断增加。这类患者投诉案件通常是因为患者没有被告知所行治疗的风险。不管是律师还是必须处理大量投诉的委员会目前都应该重视知情同意[7]。

现在，治疗成功已经由患者定义而不再由医生定义。在英国，义齿被视为可销售商品。买方具有一定权利，即如果发现货物"不合适"，可以退货，卖方必须全额退款，买家只需声称鞋子或义齿不合适。卖方（我们更倾向称之为服务提供商）不能对此提出异议。这种患者权利的转变迫使医生在提供治疗时更加谨慎。因此，了解认知治疗的所有益处很重要（表 A-1）。

有证据表明，超过 1/4 的 RPD 被认为是不成功的。患者对失败的定义是拒绝或无法佩戴义齿。被认为不成功的治疗不一定代表治疗方法不当，而是可能没有满足患者的期望[8]。

牙科责任保险公司认为知情同意是一种沟通过程，患者可以通过该过程自愿和持续地同意进行特定治疗。牙科医生必须确定已为患者提供了适当的治疗选择及相关风险和益处的告知，并且该信息尽可能有可靠和最新证据的支持。当患者完全掌握相关事宜并有时间考虑治疗方案时，他 / 她就可以做出最终决定并同意

表 A-1 丙烯酸可摘局部义齿修复前牙的风险和优点小结

风 险
• 可能会干扰讲话
• 可能会感到不舒服
• 可能导致龈缘和缺牙牙槽嵴区域疼痛
• 义齿可能不稳定，特别是在咀嚼时
• 可能需要使用义齿固定剂辅助固位
• 可能会发生嵌塞食物
• 需要非常注意口腔卫生
• 如果掉落可能会破裂

优 点
• 可以改善语音，尤其是发 "F" 音
• 可以改善面部美观

治疗继续进行。许多法律责任保险公司建议以书面形式获得患者的同意。

四、倒凹的处理

牙科大部分情况下都有必要检查倒凹。有些情况需要倒凹，例如汞合金修复体的洞形预备和 RPD 基牙的卡环臂放置位置。而有一些情况应避免出现倒凹，例如牙冠和固定桥的牙体预备，以及可摘义齿的摘戴。

制作 RPD 时，无法避免的倒凹必须通过填充石膏等材料去除倒凹（图 A-1）。最好由专业测量员来精确识别和测量倒凹，尽管这种技术通常仅限于在技工室中使用。

在义齿加工过程中，用于义齿基托制作的丙烯酸树脂被浇注在倒凹填补区域，使义齿便于患者摘戴。如果在加工前未能填补倒凹，则需要医生在椅旁去除义齿上干扰就位的材料。这是一个耗时的过程，患者会对此感到不满意，因为看起来义齿似乎制作得不准确并且与口腔组织不贴合。为了义齿能够就位而调磨过多，可能会减弱义齿的固位力（图 A-2）。

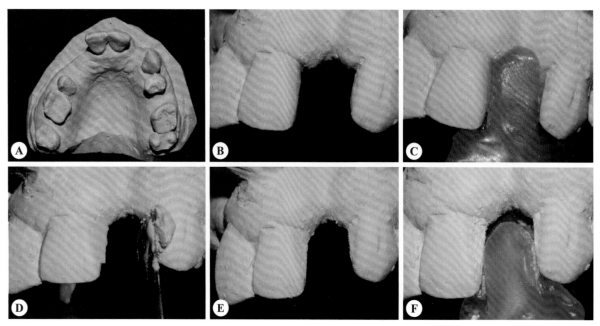

▲ 图 A-1　可摘局部义齿制作中倒凹的处理

A. 局部义齿的最终模型；B. 需要评估模型的缺牙部分是否存在倒凹；C. 如果倒凹没有被填塞，义齿无法从缺牙区摘戴；D. 倒凹区域可以用石膏填塞；E. 现在缺牙区可以摘戴义齿；F. 蜡试件确保倒凹已被去除

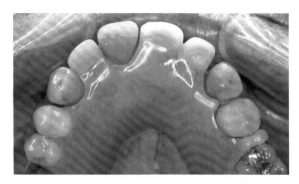

▲ 图 A-2　成品可摘局部义齿中倒凹的处理

在就诊时调整可摘局部义齿的基托，以去除阻碍戴入的倒凹，通过预估调整义齿基托，会使基托与剩余的天然牙齿不密合，可摘局部义齿缺乏固位力，食物会嵌塞在义齿基托和天然牙齿之间

五、牙科材料简介

以下内容旨在简要介绍牙科材料。如需彻底了解，应参考专门针对牙科材料的资料。

（一）藻酸盐印模材料

藻酸盐印模材料（不可逆水胶体）是含有钠、钾或铵的粉末状藻酸盐印模材料，需要与适量的水充分混合使用。印模托盘通常具有固位孔，但可以使用专门为藻酸盐印模设计的粘接剂来增强材料在托盘中的固位。该材料有快速凝固（在口中约放置 1min）与正常凝固（在口中约放置 3min）两种类型。印模材料含水量 70%，如果不覆盖湿纸巾以保持湿润，水分会蒸发，但在保持湿润的情况下材料可能会吸水或失水，因此建议在 1h 内灌模。印模在送至技工室前应使用消毒液进行消毒。

（二）牙科石膏

石膏是由大的多孔石膏颗粒（硫酸钙；β- 半水合物 $CaSO_4 \cdot \frac{1}{2} H_2O$）组成的白色粉末。它与 60%（按重量计）的水混合，使石膏再水化，散发热量并在 10min 内凝固，但仅在 1h 后才变硬。当石膏完全干燥时，硬度加倍。石膏凝固时体积膨胀 0.3%。

（三）牙科人造石

牙科人造石是一种淡黄色粉末，粒径比石膏小，用水少（25%）。混合 1h 后凝固，硬度是石膏的 3 倍，完全干燥后也会变得更坚固。它是 α- 半水合物，制造原理与石膏类似，但具体制造条件不同。凝固后体积膨胀 0.1%。不同的牙科人造石具有更小的粒径。它们被称为模具石，用于制造铸件制作的模具。模具石的膨胀甚至小于石膏（0.05%）。

（四）弹性印模材料

弹性印模材料是一组固化后具有弹性的印模材料，主要有三类：橡胶、硅酮和聚醚。本书主要介绍制作局部义齿的最终印模材料：硅酮。

硅酮聚合物性状有两种糊剂、糊剂 / 油灰和液体状态。混合时，可能较轻、正常或较重。有些是通过聚合反应固化的，有些是通过加成反应固化。这两种类型中最稳定、随着时间的推移尺寸变化最小的是添加硅酮，因此将对其进行介绍。

对于局部义齿印模，常规或中等强度的材料是合适的。将相等长度的两种材料系统混合约 1min 以形成光滑的印模材料。对于材料促进剂，可将适当数量的液体活化剂与适当长度的基质材料混合。在装载材料之前，应使用适用于弹性印模的托盘粘接剂来涂覆托盘。混合型材料的凝固时间取决于温度。非常冷的材料（<10℃）可能需要长达 8min 才能凝固。印模在送至技工室前应使用消毒液进行消毒。

（五）丙烯酸义齿基托

丙烯酸（聚甲基丙烯酸甲酯）包括固化聚合物的细小粉末和丙烯酸单体的液体。液体和粉末混合成团状，然后在瓶中加压加热固化，或通过粉末中的促进剂化学固化（自聚合）。某些形式的丙烯酸可能是光固化的。热固化能达到最好的物理性能，加热最好是 5h，该方法在固化过程中产生的体积变化最小，并且丙烯酸树脂的强度和密度最大。热固化丙烯酸树脂适用于全口义齿和局部义齿，至少在需要最大强度和耐用性的情况下是这样。丙烯酸义齿基托如果摔落可能会破裂，因此，建议患者在水盆中清洁义齿。义齿应力疲劳产生的基托折裂风险更大，如果基托在使用过程中弯曲，数年甚至数月后，重复的应变会导致微裂缝并最终导致基托疲劳和断裂。丙烯酸义齿不是通过加入金属丝或金属网来加强的，而是通过有机纤维来加强的。一些丙烯酸材料中掺入了微分散的橡胶相，作为高抗冲丙烯酸树脂。一个更好的选择是不用丙烯酸，使用比丙烯酸强很多倍的聚碳酸酯材料。聚碳酸酯制作义齿需要注塑成型工艺。钴铬合金提供了更高的强度和精度。如果制造金属框架以支撑全口或局部义齿，能够提供丙烯酸无法提供的更好的设计选择，那么花费的高昂成本是值得的。

（六）尼龙义齿基托

一种热塑性义齿基托材料尼龙越来越受到牙医的欢迎[9, 10]。它比丙烯酸树脂更具有弹性，因此基托可以延伸到基牙的倒凹区域，从而加强固位。目前，关于其材料和临床特性的资料几乎没有。Valplast 等材料只能从制造商处获得，并提供给拥有加工材料特许权的技工室。

（七）丙烯酸义齿基托

以前义齿制作常用材料为烤瓷，如今丙烯酸最常用。丙烯酸牙有多种颜色和形状。前牙的形状一般分为三组或更多组：方形、锥形和卵形。以前人们认为牙齿形状应该与脸型相衬托，这种观点已经过时了。卵形脸的人却没有卵形牙齿，从美学角度讲，脸形与牙齿形状相似其实是不对的。做义齿可以选择与面形相配的牙齿，不过这是由患者做出的个人审美选择。

后牙的形状可以是解剖学形状（类似天然牙），也可以是平坦的咬合面，即所谓的平面牙。

使用一种模具，可以将牙齿制作成一种颜色。使用两个模具可以制作更高质量的牙齿，每个模具都有不同颜色的丙烯酸。用半透明材料修饰牙齿表面，颜色更致密；透明性较差的材料制作牙齿核心。使用第三个模具可以使牙颈部颜色更暗。

（八）义齿的颜色

我们将彩虹的颜色，红色、橙色、黄色、绿色、蓝色、靛蓝和紫色定义为色调。在自然界中，很难看到纯色。国内材料制造商生产了多种色调的白色，但每种颜色中都有一些其他颜色，赋予每种白色独特的吸引力和名称。天然牙齿的内部色调包括了黄色和棕色及红色。我们需要选择与天然牙齿颜色相似的义齿。

受其所含黑色量的影响，每颗牙齿也有一定程度的亮度或光泽度。在选择与天然牙齿类似的人工牙时，选取正确的亮度与色调都很重要。

牙齿中的灰色量决定了牙齿颜色的亮度或饱和度。牙齿颜色不影响强度，但制造商通过改变亮度来增加或减少颜色的视觉影响。

在许多牙色指南中，有四种主要色调：红色、黄色、灰色和棕色，通常表示为 A、B、C 和 D。A 色调温暖且与肤色相匹配，是理想的色调。义齿颜色可能与相邻的牙齿不匹配，老年患者的牙齿可能有点黄。比色时应该尽可能

使用良好的光线，自然光比人造光更好。将患者带到一个带有大小合适的面镜的窗口，并提供两种相同色调，不同亮度的颜色。使用与眼镜验光师相同的技术，在确定眼镜的正确强度时，他们会问："这个或这个，哪个更清晰？"只提供两种选择，您可能会深思熟虑，并避免患者因不得不从令人眼花缭乱的一系列颜色中做出选择而感到困惑。一些颜色指南是根据色调排列颜色（例如，将所有"A"放在一起）或根据亮度排列颜色（可能从 B_1、A_1、B_2、C_1 等开始）。从第一个（亮度最低）开始，逐渐变暗直到接近理想的颜色，然后再变亮以检查你的选择是否正确，这种办法比较容易。

（九）义齿固定剂

固定剂包括粉末、糊剂和衬垫。糊剂和粉末的基质是黄蓍胶，一种天然树脂。将粉末固定剂轻轻撒在义齿接触面上，一旦接触水，粉末就会变成一层黏性薄膜。在义齿基托表面上间隔放置少量糊剂固定剂，就可使义齿牢固就位。虽然在用餐期间，固定剂也可能会流失，但有些固定剂可以作用接近一天。

衬垫可以是浸渍有糊剂的棉绒基质。衬垫需要用剪刀修剪，使之与义齿的基托匹配。衬垫在温水中加热软化，修整到合适的尺寸，然后放置在义齿的基托上。当有足够的颌间距时，这种类型的固定剂更适用于下颌全口义齿。

六、清洁义齿

牙菌斑仅需 24h 就可积聚在义齿上。菌斑是一种生物膜，是在相互依赖和有组织的多物种群落中共同生长的细菌聚集体。细菌通过黏性基质保持在一起，使营养物质扩散到更深层。义齿上的生物膜对无法穿透生物膜的化学抑制

药（消毒剂）具有极强的抵抗力。刷子和清洁剂很容易降低生物膜表面张力从而将其去除。刷子应该比牙刷硬且刷毛更长，以便伸入义齿基托表面。建议将义齿放在装有水的水盆或水槽中清洁，这样如果义齿掉落也不会摔断裂。应提醒患者清洁义齿基托组织面和磨光面。大家应该知道，当义齿在口腔中时，像清洁天然牙齿一样清洁它是没有用的。

市场上有许多不同的义齿专用清洁剂。有些声称可以杀死细菌并去除生物膜。它们对漂浮在水中的生物（在浮游阶段）具有抗菌性，因此它们确实可以杀死细菌，但对生物膜几乎没有影响。当与刷牙配合使用时，清洁剂是有效的，但刷牙是去除生物膜的主要方法。一些清洁剂呈细糊状，与刷子配合使用时可有效去除污渍。咖啡、茶、红酒和某些颜色鲜艳的香料，如姜黄会使义齿染色。牙膏不适合清洁丙烯酸义齿，因为使用的研磨剂太硬，会导致高度抛光的义齿磨损和变粗糙。如果将义齿放入超声波清洁器中，一些污渍会松动，但无法去除牙菌斑。

把不含金属的义齿放在家用微波炉里 1min 就可以有效消毒，这种方法可能适用于视力不佳，不能保持义齿清洁或行动不便的老年患者。微波炉无法去除义齿上的污渍。

高度抛光的表面比粗糙的表面更容易保持清洁。在技工室中对义齿进行最终抛光对于保持义齿的清洁非常重要。义齿基托表面应抛光，但不能降低其与口腔支持组织的密合度，应减少粗糙感使其更易于保持清洁。基托龈乳头部分需要用手机上的小刷子进行抛光，以确保这些表面光滑（图 A–3）。

未能保持义齿清洁可能会导致菌斑积聚，义齿下方黏膜被微生物侵入，从而引起炎症

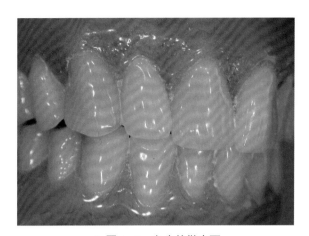

▲ 图 A–3　义齿的抛光面
在高度抛光前，上颌义齿的龈乳头部分已完成加粒和染色，以抵抗牙菌斑积聚

（发红、肿胀和疼痛）（图 A–4）。这种情况最常见于被义齿基托和上颌义齿腭板覆盖的牙龈边缘。炎症可能会扩散到嘴角，黏膜变红但很少疼痛。常见情况有牙周炎、义齿性口炎和口角炎（见病例指南 7）。使用抗真菌药、乳膏甚至全身给药导致的腭黏膜炎与酵母菌有关。然而，绝大部分生物附着在义齿上，因此，义齿清洁非常重要。微波消毒效果显著，将义齿浸泡在氯己定等抗菌漱口水中可能有一定的消毒效果。

七、树脂粘接桥

通过将修复体粘接到相邻的基牙上，能够以非损伤性和保守的方式修复单个缺失的前牙。树脂粘接桥被视为 RPD 治疗单个前牙缺失的替代治疗选择。在技工室制造金属铸件以覆盖基牙的腭表面，并为瓷结合冠提供核心以替换缺失的牙齿。基牙和咬合的下颌切牙后面必须有空间以容纳牙桥的金属框架。牙桥使用特殊的粘接剂与牙釉质和金属粘接（图 A–5）。

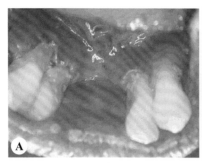
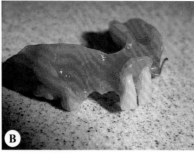

◀ 图 A-4　可摘局部义齿的生物学代价

A. 由于口腔卫生不良，牙菌斑长期存在，导致舌侧牙龈发炎，义齿会引起这种情况；B. 义齿组织面的粉红色污渍是被染液染色的牙菌斑，患者每天除了刷自己的牙齿，还必须清除义齿上的这种菌斑

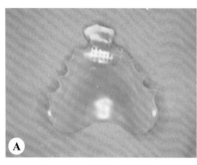
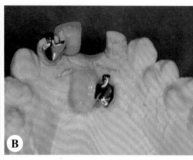
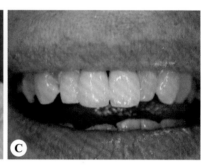

▲ 图 A-5　树脂粘接桥是可摘局部义齿的可替代选择

A. 患者认为这种局部义齿不安全；B. 制作单独的树脂粘接桥以修复缺失的中切牙，基牙切缘上方的金属用于在粘接时定位桥体，在桥体粘接完成后会取下来；C. 树脂粘接桥让人觉得更安全和自信

参 考 文 献

[1] Fiske J, Davis DM, Frances C, Gelbier S. The emotional effects of tooth loss in edentulous people. Br Dent J 1998;184(2):90–93, discussion 79.

[2] Wilding RJ, Reddy J. Periodontal disease in partial denture wearers—a biological index. J Oral Rehabil 1987;14(2):111–124.

[3] Waerhaug J. Pathogenesis of periodontal diseases. Br Dent J 1970;129(4):181–182.

[4] Bergman B, Hugoson A, Olsson CO. Caries, periodontal and prosthetic findings in patients with removable partial dentures: a ten-year longitudinal study. J Prosthet Dent 1982;48(5):506–514.

[5] Brill N, Tryde G, Stoltze K, El Ghamrawy EA. Ecologic changes in the oral cavity caused by removable partial dentures. J Prosthet Dent 1977;38(2):138–148.

[6] Petridis H, Hempton TJ. Periodontal considerations in removable partial denture treatment: a review of the literature. Int J Prosthodont 2001;14(2):164–172.

[7] Stilwell C. Risk management in clinical practice. Part 6b. Identifying and avoiding medico-legal risks in removable dentures. Br Dent J 2010;209(7):339–350.

[8] Frank RP, Milgrom P, Leroux BG, Hawkins NR. Treatment outcomes with mandibular removable partial dentures: a population-based study of patient satisfaction. J Prosthet Dent 1998;80(1):36–45.

[9] Yunus N, Rashid AA, Azmi LL, Abu-Hassan MI. Some flexural properties of a nylon denture base polymer. J Oral Rehabil 2005;32(1):65–71.

[10] Soygun K, Bolayir G, Boztug A. Mechanical and thermal properties of polyamide versus reinforced PMMA denture base materials. J Adv Prosthodont 2013;5(2):153–160.

附录 B 可摘局部义齿固位和稳定

一、可摘局部义齿对咀嚼功能的影响

世界卫生组织认为，具有功能性及美观性的牙列至少要有 20 颗牙齿。Käyser 提出了一个更精确的建议，即每侧包括 6 颗前牙和 2 颗前磨牙的短牙弓（shortened dental arch，SDA）就足以实现口腔功能[1]。Khan 和共同作者于 2014 年进行了一项系统性回顾研究，比较了未经治疗的 SDA 患者和进行可摘局部义齿（RPD）或固定义齿（fixed denture prosthesis，FDP）修复患者的预后结果[2]。发现两组之间没有显著的生物学差异，得出结论 SDA 应该是一种用于教学和实践的推荐方法。证据表明，如果对颌后牙少于 3 对，RPD 将提升咀嚼功能[3]。比起咀嚼功能的影响，营养状况更取决于食物选择、系统健康和社会因素。

显然需要向患者提供基于证据的建议，然而很明显，一些 RPD 没有为患者提供任何益处，患者也没有佩戴义齿。研究表明，30%～50% 制作过 RPD 的患者从未或只是偶尔佩戴[4]。一项定性研究发现，牙医对 RPD 需求的认知与患者的认知非常不同[5]。研究对 16 名牙医进行了关于 RPD 的访谈。牙医们认为通过 RPD 满足了患者的需求并改善了牙列功能。同时他们还获得了职业满足感。

我们在病例指南 1 中说明了知情同意的要求。在 RPD 修复后牙时，所有修复前牙相关的信息都适用，并增加了功能是否可以得到改善的问题。修复缺失后牙的决定必须在患者充分了解潜在益处或不利的证据之后再做出[6]。

二、剩余牙槽嵴的解剖结构

（一）黏膜类型

剩余牙槽嵴上覆盖着不同类型的黏膜。包括坚韧、角化良好的咀嚼黏膜（可能仍覆盖牙槽嵴顶），覆盖口底的脆弱、非角化被覆黏膜（包括颊结节和下颌舌骨嵴）[7]。咀嚼黏膜可能厚至 4mm，而被覆黏膜仅厚 0.3mm[8]。这种厚度差异会影响黏膜分散义齿基托施加的压力。薄的黏膜先于厚的黏膜被压缩，就像我们在硬地板上过夜时，身体的骨骼部分首先会变得不舒服一样（图 B-1）。

可用于支持下颌全口义齿咀嚼力的黏膜面积约为上颌义齿的一半，而可用于支持上颌义齿的黏膜面积约为单颌牙周膜（periodontal ligament，PDL）总面积的一半。因此，支持下颌义齿的黏膜所受的压力大约是整体牙周膜上压力的 4 倍[10]。因此，义齿基托应尽可能伸展，以便最好地分散咀嚼力。腭部为义齿基托提供了延展区域，腭部经常被覆盖，以最大限度地支持上颌义齿。

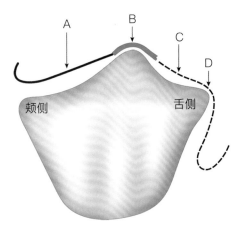

▲ 图 B-1 下颌磨牙区剩余牙槽嵴上方口腔黏膜变化的示意

颊侧骨板上的口腔黏膜（A），移动性、弹性和坚韧性较好。牢固附着在牙槽嵴顶上的咀嚼黏膜（B）弹性较差。舌侧黏膜（C）较薄且可移动。黏膜在某些区域是有弹性的，但在尖锐骨嵴上的黏膜则没有弹性，如下颌舌骨嵴（D）。箭的长度表示黏膜面对压缩的弹性大小

（二）临床特点

下颌剩余牙槽嵴的主要临床特征如图 B-2A 所示。牙槽嵴的大小、形状、宽度和高度因患者而异。口腔前庭是牙槽嵴与脸颊、嘴唇或舌头之间的空间。前庭沟是黏膜反折的区域，位于口腔前庭的最深处。口腔前庭不是一个稳定的空间，随着附着在颌骨上的肌肉在咀嚼、说话和吞咽过程中的收缩，口腔前庭也会发生变化。舌肌（颏舌肌）和口底肌（下颌舌骨肌）的收缩对前庭的大小和前庭沟的深度有显著影响。因此，在对下颌无牙颌牙槽嵴取印模时，我们要求患者前伸舌头，以记录前庭沟的深度，使该深度尽可能接近正常咀嚼功能时形成的深度。印模过程中的这种肌肉活动缩小了口腔前庭的大小并减少了前庭沟的深度，因此，制取印模后，义齿的边缘在口腔功能期间不会干扰这些肌肉的运动（图 B-2B）。

让患者在印模过程中做噘嘴动作，以收缩颏部肌肉和与口角相交的口周肌肉。患者在印模过程中做出的这些动作中，有许多只是近似

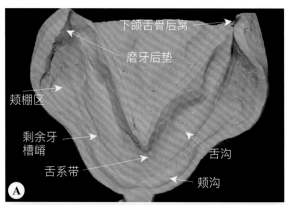

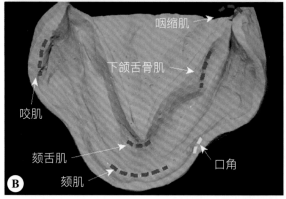

▲ 图 B-2 下颌骨无牙颌的模型，展示了与全口义齿制作相关的主要解剖标志

A. 下颌剩余牙槽嵴的主要标志；B. 口周肌肉决定口腔前庭的宽度和深度，前庭可以容纳义齿边缘

功能期间肌肉的活动。例如，咀嚼和吞咽过程中咬肌的动作不可能被印模记录下来；同样，吞咽过程中，下颌舌骨肌和咽缩肌的收缩也无法被记录。造成这种限制的原因是，我们不能要求患者在印模材料在口内时进行吞咽或咬合。在义齿完成之前，不可能确定和改善义齿边缘对这些肌肉的影响。但是，当患者试图前伸舌头时，可通过触诊舌沟获得一些潜在干扰源的指示。当牙槽嵴严重吸收，并且下颌舌骨肌的附着接近牙槽嵴顶时，下颌舌骨肌肉发生收缩，口腔前庭空间就会显著减少。因此，必须限制该区域的义齿边缘长度，并且当下颌义齿被安放在口内检查稳定性时，其边缘长度可能会进一步缩小（图 B-3）。

上颌剩余牙槽嵴的主要解剖标志如图 B-4

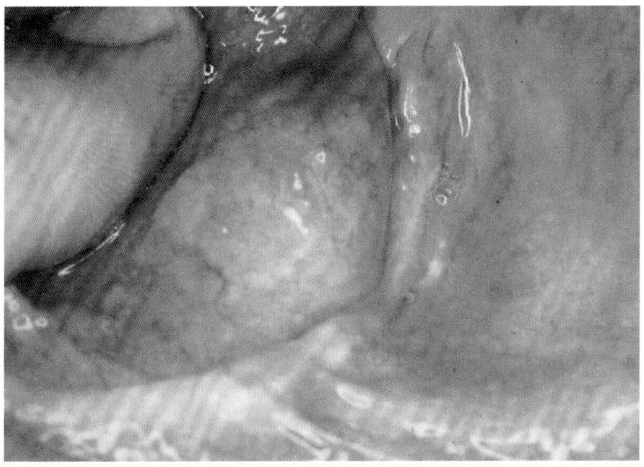

▲ 图 B-3 义齿基托边缘在舌前庭中的深度限制
附着在严重吸收的剩余牙槽嵴上高度活跃的下颌舌骨肌，减少了下颌全口义齿舌侧基托的长度，并限制了义齿在功能期间的稳定性（在常规使用手套前拍摄）

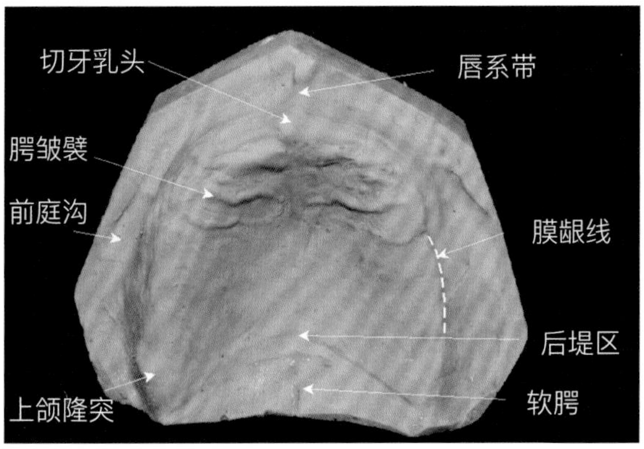

▲ 图 B-4 上颌剩余牙槽嵴的主要解剖标志
上颌无牙颌骨的模型展示了与全口义齿制作相关的主要解剖标志

所示。它们没有直接影响上颌义齿边缘的肌肉附着。口轮匝肌不附着于上颌骨。抬高嘴唇的肌肉起源于前庭沟。我们要求患者在制作上颌印模时做出噘嘴动作，以拉伸特别是唇系带在内的组织，这将决定唇沟和颊沟的深度。

总之，义齿支持组织可能薄、无弹性、厚度不均匀，并有尖锐骨突。可用于义齿支撑的牙槽嵴可能狭窄、平坦，并受限于活跃的肌肉运动。令人惊讶的是，在这些局限性下，义齿却保持稳定和舒适。如果我们检查一位要求全口义齿修复的新患者，发现牙槽嵴严重吸收，我们可能倾向于不良的预期结果，并对患者做出相应的警告。事实上，有证据表明，如果义齿是为牙槽嵴条件不良的患者制作的，并不会比为剩余牙槽嵴理想的患者制作义齿更容易失败[11]。这并不意味着没有增加失败风险的因素，虽然他们不总像义齿支持组织状况那样明显。

由于错误地认为成功义齿修复的障碍是剩余牙槽嵴的条件，曾有几种侵入性外科手术被用来增加前庭的深度。包括去除松软组织，以及松解附着在牙槽嵴顶周围的系带，植入移植物来帮助愈合。一旦患者从手术中康复，他/她可能会感受到义齿功能和舒适度的改善，但有证据表明，如果不进行手术，义齿同样也会成功。不过，牙科种植体已被证明能显著提高义齿的舒适性和功能性。

最后，如果患者有导致佩戴义齿困难的口腔、系统或心理因素，这些障碍应归咎于患者，而非牙医。重要的不是牙医不必为患者的问题承担责任，而是要尽可能地同情患者，帮助患者缓解问题。但要小心那些回避自己的问题，并要求知道你如何处理问题的患者。

三、牙支持式可摘局部义齿

RPD 需要提高咀嚼功能，这大大增加了对其性能的要求。咀嚼过程中天然牙所承受的咬合力可能相当大，它足以使坚果裂开。牙周膜和牙槽窝能够为牙齿提供足够的支持，以承受如此大的力，而无牙牙槽嵴的承受力则要差得多。因此，RPD 设计中优先选择利用缺牙区的相邻牙齿为义齿提供支持。这些提供支持的牙被称为基牙。另一种选择是，义齿完全由剩余牙槽嵴上的黏膜支持。将余留牙齿用于支持义齿的决定受到以下多个因素的影响。

1. 缺牙区邻牙的状况对于选择它们作为基牙至关重要。显然，活动性牙周炎是选择潜在基牙的禁忌证，不能依靠它们来提供支持。另一个禁忌证是有根桩的牙齿，因为这些牙的根折风险很高。有多个银汞合金或复合树脂充填的牙也不太可能符合基牙的要求。

2. RPD 修复的牙越多，对支持组织的要求就越高，更需要将牙支持纳入设计。

3. 腭部可为上颌 RPD 提供较大且相当稳定的额外承托区。下颌 RPD 没有这种额外的支持，因此需要牙齿提供更多支持。

4. 如果对殆牙是天然牙，则局部义齿承受的咀嚼力将大于对殆牙为 RPD 或全口义齿的咀嚼力。因此，对殆牙的性质可能会影响牙齿支持的需要。

5. 如果缺牙区为游离缺失，则缺牙区前部必须有牙支持。已知负载义齿的口腔黏膜的位移是牙齿牙周膜的 10 倍。理论上，这种支持力的差异会导致义齿基托在受力时围绕基牙旋转。

鉴于这种可能性，设计了一些应力传导部件，以最理想的方式传导牙齿和黏膜之间的应力。

6. 循证研究的共识是，没有任何设计因素或部件可以降低 RPD 对剩余组织的影响[12]。在临床上，只要有可能，在 RPD 设计中使用牙支持就是合理的。

使用铸造支架支持义齿基托和牙齿时，能最有效地实现牙支持（见病例指南 6）。与锻丝弯制卡环的方式相同，也可以使用锻丝嵌入RPD 丙烯酸基托来实现牙支持[13]。牙支持的原理是将力量从义齿基托转移到基牙上。应力应沿牙长轴向下传递，否则，应力会使牙移位偏离其在牙弓中的最佳位置。

后牙的牙支持通过殆支托实现，所谓殆支托，是因为它位于基牙的殆面上。当技工室采用锻丝制作殆支托时，会尽可能形成一个短直角与殆面窝接触。为了确保支托不会放置在斜面上，并且不会干扰对殆牙的咬合，通常使用高速手机预备一个浅凹或支托凹（图 B-5）。

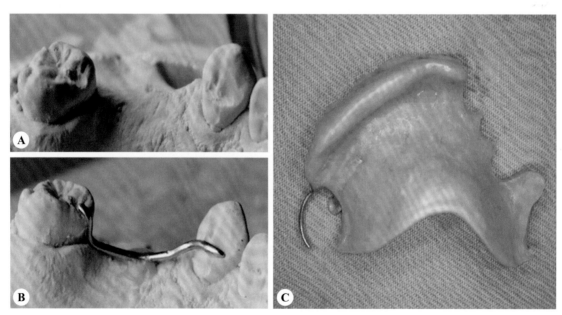

▲ 图 B-5　在可摘局部义齿设计中加入支托凹

A. 在磨牙近中边缘嵴和尖牙舌隆突上预备支托凹；B. 使用直径 1mm 的不锈钢丝为两个基牙制作殆支托以支持义齿，此锻丝将固定在终义齿的丙烯酸基托上；C. 一个最终的可摘局部义齿已经制作完成，带有一个不锈钢卡环和一个单独的后牙支持基牙的殆支托，患者的 12 牙（ISO）上没有预备殆支托，因为切牙的舌隆突没有足够的空间来放置殆支托

所谓"舌支托"是因为它位于舌隆突上，前牙可以通过舌支托获得义齿支持。这种𬌗支托通常仅限于在尖牙上使用，因为切牙的舌隆突没有足够的空间来预备支托凹。由于舌隆突不是一个平面，因此必须使用裂钻预备支托凹。支托凹的预备必须与其他任何准备工作一起进行，然后才能制取最终印模。

四、可摘局部义齿的固位

尽管病例指南 1 中描述的 RPD 缺乏任何主动固位的手段，但它仍然可以固位。这是因为有一些被动过程可以保持 RPD 的固位和稳定。这些因素包括唾液的表面张力、唾液薄膜的流体阻力，以及将义齿的移动限制在单一路径上的邻牙制锁区。

修复前牙时，这些因素加在一起足以为 RPD 提供足够的固位。然而，正如我们在病例指南 1 中所看到的，患者被警示如果咬前牙会导致义齿向前旋转。

在本病例指南中，如果 RPD 修复后牙，并且它们要帮助患者更有效地咀嚼，那么对义齿稳定性和固位力的要求将更高。义齿不仅会将咀嚼力传递给支持组织，还会将食物压在义齿上和义齿周围。作为咀嚼周期的一部分，去除咬合力后，患者张开嘴将食物重新移动到牙齿上时，义齿可能会与食物一起从剩余牙槽嵴上被抬起。所以，这种义齿不仅需要牙支持，还需要主动固位。

RPD 固位的一种解决方案是使用环绕邻牙的金属卡环。它一端与义齿基托相连，另一端与义齿分离。卡环的位置必须使其能够在戴入时围绕牙齿滑动，并在取出义齿时在一定阻力下从牙齿上松开。对于所有卡环来说，成功的原则是将卡环的刚性部分（通常是

离其义齿固定点最近的部分）放置在远离牙齿倒凹的位置，而能够弯曲的卡环臂尖放置在一定量的倒凹中。如果倒凹太深，卡环就无法弯曲到足以就位或脱位。不锈钢丝非常柔软，可以调整成牙周缘的形状。在基牙模型上弯制卡环前，必须在牙齿上标记倒凹区域（图 B-6）。

如果遵循上述原则，不锈钢卡环可以有效地辅助固位。如果未测量和绘制基牙的倒凹，卡环的弯制则缺乏目的和效果。弯制卡环前测量倒凹的重要性如图 B-7 所示。

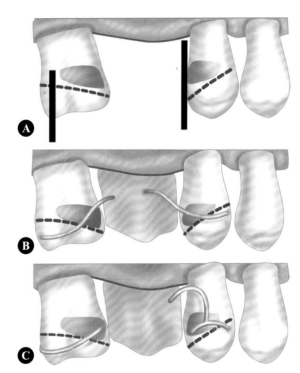

▲ 图 B-6 倒凹、观测线和卡环设计的示意

这些图是上颌牙的颊侧视图。A. 倒凹可由测量员精确测量，垂直杆允许标记和遮挡倒凹区域（蓝色阴影区域），垂直标记可用于绘制牙之间的观测线（虚线），线下的所有东西都处于倒凹（牙齿上的灰色阴影区域）内；B. 由不锈钢丝制成的卡环可以贴合牙冠形态，它的一端固定在丙烯酸基托上，这些卡环将不起作用，因为卡环大部分位于测量线下方，不会弯曲进入及离开倒凹区；C. 磨牙卡环已固定在义齿基托的舌侧或腭侧，卡环的大部分位于观测线上方，因此称为凸点上型卡环，只有卡环臂尖（最灵活的部分）进入倒凹，前磨牙卡环有一个预成型的 T 形端，并已弯曲成一个长环，这允许 T 形端接近牙齿的倒凹区

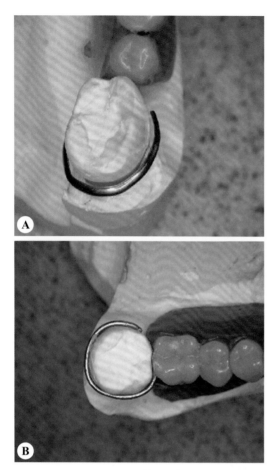

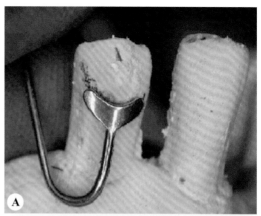

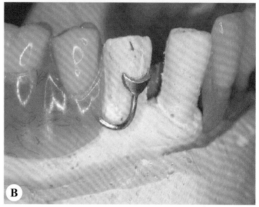

▲ 图 B-7　弯制卡环前测量倒凹的重要性

A. 这种围绕牙齿的卡环被称为圈形卡环，这个病例没有遵循正确的原则，因为卡环臂尖没有进入倒凹区，因此，卡环不提供固位，下颌磨牙的倒凹区可能位于牙的舌侧；B. 这个卡环进入牙齿舌侧的倒凹区，并提供主动固位

▲ 图 B-8　在前磨牙基牙上实现固位的倒凹下卡环

A. 一个预成型的杆型卡环（或 T 杆）已经过调整，使得卡环臂尖紧靠牙观测线下方，卡环臂的其余部分（小连接体）远离牙表面，避免进入倒凹区，这种长牙龈方法提供了足够长度的金属丝，使卡环臂尖获得弹性；B. 卡环已固定至义齿的丙烯酸树脂中，必须小心调整小连接体，使其不会突出到脸颊或前庭沟中

图 B-6C 中绘制的前磨牙卡环的示意图在临床中如图 B-8 所示。图示的卡环是放置在测量线下方或倒凹区的一组变体卡环。在这个病例中，使用的卡环是杆型卡环或称为 T 形卡环。连接卡环臂（小连接体）尖到义齿的金属丝长度允许卡环弯曲。小连接体也必须避免伸入脸颊或前庭沟。预制不锈钢卡环至少有三种尺寸。

以上示例说明了应用设计和制造卡环的关键原则的必要性，总结如下。

1. 仅将卡环臂尖置于倒凹区。

2. 确保卡环臂（小连接体）足够长，以提供足够的弹性。

3. 使用具有适当弹性的材料。它们必须具有足够的硬度以提供固位，但不会在使用时发生永久变形。

五、卡环材料的物理性能

卡环的形状和应用条件会受到不同制作材料的限制。

（一）不锈钢丝

不锈钢丝卡环能尽可能紧密地贴合在牙齿周围，但使用铸造钴铬合金卡环时，卡环可能无法精密地贴合牙齿。钢丝卡环必须固定在义齿的丙烯酸基托上，这限制了其在近缺牙区基牙上的应用。如果患者对钢丝卡环的外观不满意，建议使用金丝卡环。钢丝卡环的优势在于其物理性能。材料的弹性模量是描述其弹性的物理量。它是施加的力（应力）与变形量（应变）的比例关系。材料的弹性模量越高，越不容易弯曲变形。比例极限是材料永久形变且不回缩到原始位置的点（图 B-9）。不锈钢具有很好的弹性和较高的弹性模量。卡环臂尖在0.75mm 的倒凹内仍有足够的弹性，可以被患者取出。

表 B-1 比较了三种卡环材料的弹性模量。不锈钢的高弹性模量使其成为理想的卡环材料，即使形变超过 0.75mm，它也能恢复原来的形状。相比之下，钴铬卡环的弹性较低，如果卡环臂尖的倒凹深度超过 0.25mm，可能会发生永久形变。

表 B-1　部分卡环的弹性模量及比例极限

不同材料的卡环	弹性模量	比例极限
金丝	$95GN/m^2$	$550MN/m^2$
不锈钢丝	$200GN/m^2$	$1000MN/m^2$
铸造钴铬合金	$250GN/m^2$	$550MN/m^2$

（二）金丝

金丝的弹性模量小于不锈钢丝的一半。因此，金丝不能像不锈钢丝那样提供有效的固位。金丝应用在前牙周围时更容易被接受，其应用比在后牙更广。半圆形的预制和硬质铸造金丝卡环能适应基牙形态，但其弹性模量较低。

（三）纤维增强复合材料

在技工室中，可以使用碳纤维增强复合树脂（FRC）在基牙上制作卡环。碳纤维必须完全被复合材料包裹，这使得卡环变得笨重。这种卡环具有适宜的弹性模量，同时满足了良好的固位性和美观性的要求。

（四）铸造钴铬合金

可以使用铸造金属支架制作 RPD，支架将各种部件连接起来并延伸到基牙上和基牙周围以提供固位并形成牙支持。铸造支架的设计将在后面的病例中讨论，但针对这个章节来讲，有必要比较铸造卡环和弯制卡环的物理性能。

六、添加符合现有牙列关系的咬合单元

修复牙列参与缺牙区咀嚼功能的前提是不改变或干扰余留牙的咬合现状。用牙科石膏将最终模型（用终印模制作）固定在𬌗架上。对𬌗牙模型则依靠牙尖交错𬌗记录安装在工作模

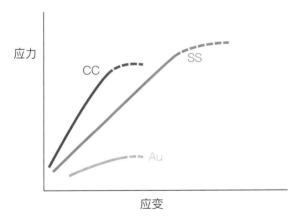

▲ 图 B-9　三种卡环材料的弹性模量

展示钴铬合金（CC）、不锈钢（SS）和金（Au）的弹性模量的应力 / 应变图。每条线的直线部分表明对应材料的应力和应变是成比例的。如果去除应力，应变就会降到零，材料就会复原。在比例极限（折线）处，应力变化不大而应变增加，材料发生永久形变。值得注意的是，钴铬合金硬度高但很脆，而不锈钢的弹性模量几乎是钴铬合金的 2 倍

型上。石膏模型固定好后，咬合情况应该与患者口内完全相同。要添加的人工牙在大小和颜色上要与余留天然牙齿相匹配。然后用蜡将人工牙固定在合适的位置，并在剩余牙槽嵴上形成义齿基托。每一颗人工牙安置完成后，都要关闭𬌗架，以恢复咬合接触，并确保人工牙没有安置过高，避免其与天然牙齿接触。人工丙烯酸后牙的咬合面形态不太可能匹配对颌天然牙。要改进人工牙咬合面形态，可以把人工牙安置得稍高一些，用咬合纸来找到早接触点，然后可以用丙烯酸修整器来缩小并重塑牙尖，使人工牙与对颌天然牙匹配。

许多技工室在常规情况下使用不可调𬌗架。这允许模型在牙尖交错𬌗下精准对位，但不能再现下颌模型的侧方运动。更复杂的半可调𬌗架允许石膏进行侧方运动，可以将咬合调整至接近患者的实际情况。这种𬌗架在侧方运动时可以提供更精准的咬合调整。

七、静态咬合原则

牙弓与牙齿关系

上颌切牙和尖牙要宽于对应的下颌牙。这种大小上的差异解释了为何上颌牙弓比下颌牙弓略宽和略长。

上颌牙弓较长，其作用是让上下颌牙错开，使上下颌牙不会出现尖对尖。每颗上颌牙都与其下颌对𬌗牙及对𬌗牙靠后的邻牙相对。因此，每颗牙都与其对𬌗牙及另一颗牙对应，即所谓的"一牙对两牙"排列方式（图 B-10）。

这种排列方式可以使单颗牙的咬合力分散到更多的牙齿上，从而使每颗牙都保持稳定，而且当下颌侧向移动时，牙尖可以相互滑动，从而实现研磨动作。较大的上颌牙弓也使得下

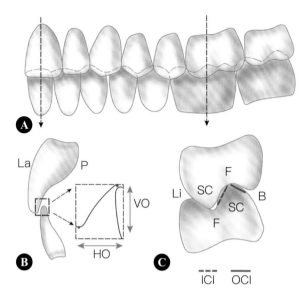

▲ 图 B-10　牙弓和牙齿关系的图解

A. 从侧面绘制了牙列，以说明上颌和下颌牙齿之间的"一牙对两牙"的关系。请注意，上颌牙通常在各自的下颌对𬌗牙后面还有一个牙尖。B. 展示了前牙的唇腭侧切面。上颌前牙与下颌前牙存在覆𬌗和覆盖。C. 展示了后牙的颊舌侧部分。支持尖（SC）对位对𬌗牙中央窝。请注意，下颌磨牙稍向舌侧倾斜，而上颌磨牙稍向颊侧倾斜。这种倾斜方式会使外牙尖倾斜相比起内牙尖倾斜而言幅度更小。La. 唇侧；P. 腭侧；VO. 覆𬌗；HO. 覆盖；Li. 舌侧；B. 颊侧；SC. 支持尖；F. 中央窝；ICI. 内牙尖倾斜；OCI. 外牙尖倾斜

颌牙的颊尖能与上颌牙的中央窝接触并提供支持，最终提高了稳定性。因此，下颌颊尖被称为支持尖。同样，下颌牙中央窝也得到了上颌腭尖的支持。

在修复过程中，对牙尖进行调整时，保护支持尖是很重要的。只要牙齿位于正中𬌗，这些支持尖就能提供良好的稳定性。但是我们知道，下颌姿势和运动是复杂的，它们使牙列运动至各个前伸和侧方位置。

最重要的是，修复缺损或缺失牙后，在咀嚼过程不会干扰余留牙的咬合。

八、正中𬌗与正中关系

正中关系是指上下颌在生理最后位时的关

系。在正中关系位时，下颌髁突处于不受张力的关节窝后位，可以进行侧向移动。实际上的定义更加复杂，而且口腔科学家们还没有得到一个能令所有人都接受的同一定义。

正中𬌗是用来描述下颌在正中关系位时牙齿位置的术语。关于正中𬌗，有一个公认的观点：在这个位置上，牙齿应该处于牙尖交错𬌗，即牙齿最紧密接触的位置。牙尖交错𬌗和正中𬌗一致并不是理所当然的，甚至不是常见的情况。

坐直，使舌头后舔腭部。这将促使下颌采用正中关系位。当你慢慢合上牙齿时，舌头抵住上腭。你的牙齿达到牙尖交错𬌗了吗？最常见的情况是，后牙首先接触，为了达到牙尖交错𬌗，你的下颌需要稍微向前滑动。

虽然牙尖交错𬌗的位置并不总是与正中𬌗重合，但正中关系位在修复整个牙列时是非常重要的，因为这个位置给了我们一个参考点，让我们知道该如何将牙齿排列成牙尖交错𬌗状态。如果我们只修复几颗牙齿，那我们必须根据余留天然牙确定牙尖交错𬌗。

参考文献

[1] Käyser AF. Shortened dental arches and oral function. J Oral Rehabil 1981;8(5):457–462.

[2] Khan S, Musekiwa A, Chikte UM, Omar R. Differences in functional outcomes for adult patients with prosthodontically-treated and -untreated shortened dental arches: a systematic review. PLoS One 2014;9(7):e101143.

[3] Armellini D, von Fraunhofer JA. The shortened dental arch: a review of the literature. J Prosthet Dent 2004; 92(6):531–535.

[4] McCord F, Smales R. Oral diagnosis and treatment planning: part 7. Treatment planning for missing teeth. Br Dent J 2012;213(7):341–351.

[5] Graham R, Mihaylov S, Jepson N, Allen PF, Bond S. Determining "need" for a removable partial denture: a qualitative study of factors that influence dentist provision and patient use. Br Dent J 2006;200(3):155–158, discussion 147.

[6] Wöstmann B, Budtz-Jørgensen E, Jepson N, et al. Indications for removable partial dentures: a literature review. Int J Prosthodont 2005;18(2):139–145.

[7] van Mens PR, Pinkse-Veen MJ, James J. Histological differences in the epithelium of denture-bearing and non-denture-bearing human palatal mucosa. Arch Oral Biol 1975;20(1):23–27.

[8] Kydd WL, Daly CH, Wheeler JB III. The thickness measurement of masticatory mucosa in vivo. Int Dent J 1971;21(4):430–441.

[9] Müller N, Pröschel P. Histologic investigation of tissue reactions in anterior and lateral alveolar ridges of the mandible induced by complete dentures. Quintessence Int 1989;20(1):37–42.

[10] Watt DM, MacGregor AR, Geddes A, Cockburn A, Boyd JL. A preliminary investigation into the support of partial dentures and its relationship to vertical loads. Dent Pract 1958;9:2–15.

[11] van Waas MA. The influence of clinical variables on patient's satisfaction with complete dentures J Prosthet Dent 1990;63(3):307–310.

[12] Petridis H, Hempton TJ. Periodontal considerations in removable partial denture treatment: a review of the literature. Int J Prosthodont 2001;14(2):164–172.

[13] Wilson VJ. Acrylic partial dentures—interim or permanent prostheses? SADJ 2009;64(10):434–, 436–438, 440.

附录 C 影响全口义齿的固位和稳定性的因素

一、全口义齿的固位和稳定

固位力是义齿抵抗沿就位道方向脱位的特性。简单来说，就是阻挡义齿从牙槽嵴上脱下的力。

稳定是指义齿在有可能造成干扰的力量存在时，保持稳固和稳定的特性。简单来说，避免义齿移位或利用有助于义齿保持在牙槽嵴上的力。

乍一看，这两个词似乎描述的是同一件事。然而，在制作全口义齿时，它们的差异是非常重要的。一个没有固位力的上颌全口义齿即使被设计为具有良好的稳定性，也会发生脱位。一个没有稳定性的下颌全口义齿，即使有固位，也会因为在行使功能时脱位而失败。

（一）义齿的固位

全口义齿的固位取决于以下几个因素。

1. 唾液：义齿和剩余牙槽嵴之间的空间必须被唾液占据。因此，唾液是实现义齿固位的重要因素，其原因是流体的薄膜会阻止流动，几乎就像粘接剂一样。例如，两块被流体薄膜隔开的玻璃很难分离。

2. 适应性：义齿基托对义齿支持组织的最佳适应是义齿固位的重要因素。义齿基托表面和口腔黏膜之间的空隙会被一层唾液填充。如果义齿对支持组织的适应性较差，唾液膜就会变厚且易于流动。这种液体的移动使义齿基托可以在剩余牙槽嵴上自由地移动。如果义齿基托对支持组织的适应性最佳，唾液膜就会很薄。受限制的液体流动将为义齿的移动提供更大的阻力，义齿基托和黏膜两个表面之间的距离对它们之间液体流动的影响，类似管子的直径对向下流动的液体的影响。人们发现管内流体流动的阻力与管内半径的四次方成反比。因此，沿着半径为 10μm 的毛细血管流动的阻力与 $1/10^4$ 成正比，在半径 100μm 的血管内流动的阻力与 $1/100^4$ 或 $1/10^8$ 成正比，此半径仅为毛细血管的 10 倍。因此，较细的毛细血管对流体流动的阻力是较粗的血管的 10 000 倍。这意味着，即使义齿和黏膜之间的间隙轻微增加，唾液流动的阻力也会迅速减小，固位力很容易丧失。

3. 边缘封闭：义齿基托周围的边缘封闭是影响固位的另一个至关重要的因素。当义齿脱离黏膜时，义齿基托表面和义齿支持组织之间的液体压力迅速下降。液体从义齿边缘快速流进扩大的空间，但如果流入的液体被空气取代，液体的黏性就会迅速消失，因为进入的空气会在唾液中形成气泡。液体与空气混合物迅速占据了义齿基托和支持组织之间的空间。义齿很容易脱离义齿支撑组织。如果义齿的边缘由前庭有弹性的黏膜包围，那么当义齿由于功能或重力作用而从剩余牙槽嵴脱离时，就会形成一个密闭层，阻止液体或空气的流入。为了实现边缘封闭，义齿边缘必须延伸到前庭沟，使黏膜包裹边缘，防止空气进入。在上颌义齿的后缘，没有沟形成封闭。覆盖硬腭的黏膜固定而致密，而覆盖软腭的黏膜富有弹性。义齿边缘应该止于硬腭远端的弹性区域。如果义齿的边缘在硬腭上，则无法形成封闭；如果它延伸到软腭太远，患者则可能想呕吐。为了改善义齿在软硬腭交界处的封闭性，完成前要在原始模型上刮一个浅凹，在边界处留下一个类似水滴形的区域称为"后堤"。义齿的后部封闭是至关重要的，缺少后部封闭是上颌义齿缺乏固位力的常见原因。当上颌义齿封闭良好时，将义齿从牙槽嵴拉开时，会听到空气被吸入义齿和黏膜之间的间隙时发出的吮吸声（图 C-1）。

（二）义齿的稳定性

决定义齿的稳定性主要有两个方面：一是与义齿边界的口腔肌肉的收缩有关；二是与咀嚼产生的力有关。

与义齿边缘或牙弓接触的肌肉收缩会使义齿不稳定。因此，要求患者在取模过程中活动这些肌肉，从而产生和明确不干扰肌肉活动的边界。

在咀嚼时，舌肌和颊肌特别活跃，因为它们组合在一起，把食物团块放到牙齿上，准备咬合食物。舌头扫过颊部和牙槽嵴舌侧沟，收集半切碎的食物，进行另一轮咀嚼。义齿的牙弓就像一个屏障，阻挡舌头、颊和嘴唇碰到一起。因此，义齿牙弓的位置对义齿的稳定性至关重要。如果牙弓太窄，舌头会受到限制，将义齿推离剩余牙槽嵴。如果牙弓过宽，会影响嘴唇和脸颊的活动，同样会导致义齿脱位（图C-2）。义齿牙弓应该占据的空间被称为中性区。在这个区域，牙弓允许舌和颊部的运动没有任何阻挡。定位这个中性区的方法中，最常用的是把牙弓排列在原来的天然牙弓位置。这一策略的基本原理是，在天然牙齿萌出口腔期间，它们在对立的肌肉力量之间采取了中立的位置。关于确定义齿牙弓位置的附加指南在病例指南 4 中呈现。

在咀嚼过程中，下颌向垂直方向或一侧张开，闭合咬住食物团块，然后通过食物团块继续闭合，直至牙齿接近最大限度的牙尖交错的位置。随着牙齿接近最大牙尖交错，对食物团块的咬合力增加。咬合力通过食物或牙齿直接接触传递到义齿支持组织上。如果这些力分布得很好，义齿基托就会牢固而均匀地固定在义齿支持组织上。咬合接触的均匀分布是义齿稳定性的重要决定因素。如果有咬合早接触，可能会使力的分布不均匀，义齿可能会在剩余牙槽嵴上滑动或旋转脱位[1]。

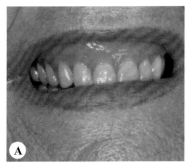
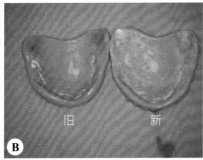
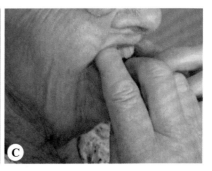

▲ 图 C-1 后腭封闭对义齿固位的重要性

A. 现有的上颌义齿没有固位，在患者张口时脱落；B. 现有的义齿（旧）在腭边缘伸展不足，新的义齿（新）只加长了几毫米，并且有后堤；C. 由于固位性很好，新的义齿必须由患者自己移出

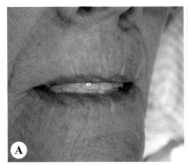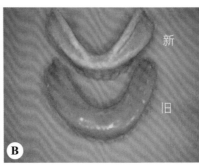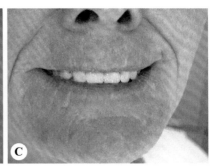

▲ 图 C-2　牙弓位置对义齿稳定性的影响

A. 该义齿的上颌牙弓相对于剩余牙槽嵴，位置过于靠后，而下颌牙弓过于靠前，下颌义齿缺乏稳定性。B. 新的义齿制作完成，牙弓排列在中立的位置。新下颌义齿的唇缘允许颏肌收缩。C. 由于恢复了患者天然牙齿的牙弓位置，新的下颌义齿稳定性改善

二、义齿人工牙的材料和殆型

义齿人工牙通常由丙烯酸制成，丙烯酸在比义齿基托树脂更高压力和温度的工业模具中固化。因此，它们比义齿树脂更致密、更硬。大多数人工牙都是用同一个模具制作的，整个模具都使用相同颜色的丙烯酸树脂，更复杂的制造过程需要使用两个或三个模具，使用多个模具时，允许有一个单独的深色丙烯酸核心，被一个更亮的透明表层覆盖，因而使得人工牙具有自然的外观。

人工牙中的后牙通常比天然牙小，殆型则类似天然牙，使得人工牙可以区分为上颌或下颌及左侧或右侧，后牙也可采用低平牙尖或零度牙尖。这些平面牙的制作是为了当颌位存在差异时，使得排牙时有一定的自由度。平面牙也能使义齿在功能期间发生一些侧向移动，而不会造成殆干扰。平面牙的缺点之一是缺少牙尖，在上颌尖牙旁边看起来可能不自然[2]。

制造商已经尝试通过将树脂和硅颗粒交联加入咬合面来提高丙烯酸后牙的耐磨性。薄荷糖中使用的薄荷油对丙烯酸牙有损伤，有长时间咀嚼薄荷糖习惯的患者会发现，由于薄荷油软化了丙烯酸树脂，导致后牙磨损得很快。

三、义齿加工过程中的技工室变化

甲基丙烯酸甲酯的固化是一个聚合过程，它需要高达 95℃ 的高温和压力。在固化之前，尽管台式压力机对未固化的材料能施加压力，但材料在固化时仍有轻微的收缩，这种固化收缩不够显著，除非丙烯酸的跨度较长。覆盖上腭、牙槽嵴并延伸至颊沟的义齿基托从义齿一侧到另一侧约为 15mm。这些长的跨度产生的固化收缩会导致义齿基托翘起，从而将上腭拉起离开铸型。如果固化期间翘起产生的空间高达 100μm（0.1mm），则足以减少义齿基托与支撑组织的紧密配合，并减少固位力。

由聚碳酸酯或尼龙制成的义齿基托在非常高的压力下通过注射成型进行固化，用这些材料制成的基底在固化过程中收缩很小，比丙烯酸基底更坚固。

四、咬合指示剂的特性

咬合指示剂可以帮助牙医评估义齿咬合情况。其中最简单的是咬合纸，即浸有彩色蜡的纸条。置于牙齿之间让患者多次上下咬合，这些重复接触的地方就会在咬合面上留下蜡痕，

病例指南 3 简要回顾了咬合纸的局限性。

其他咬合指示剂是用在覆盖咬合面以记录咬合接触的蜡喷雾，不同的是记录牙齿接触的同时保持蜡干燥。在病例指南 1 和病例指南 2 中使用咬合指示蜡来识别 RPD 基托的干扰区域。

咬合指示蜡可用于覆盖牙弓上的所有牙齿。每张蜡片都有一个粘接背衬来保持其位置。蜡上的凹痕是表明牙齿之间发生了接触，较重的触点几乎能穿透蜡，而较轻的触点则会形成浅凹槽（图 C-3）。咬合指示蜡可用于当咬合纸检测不明显时的早接触。

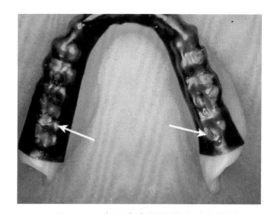

▲ 图 C-3　在牙尖交错位检查咬合接触

咬合指示蜡已经覆盖在下颌牙齿上，要求患者上下咬合，可透见牙齿的凹痕（白箭）反映出硬组织的接触点，这些位点很可能就是早接触点

参考文献

[1] Jacobson TE, Krol AJ. A contemporary review of the factors involved in complete denture retention, stability, and support. Part I: retention. J Prosthet Dent 1983;49(1):5–15.

[2] Zhao K, Mai QQ, Wang XD, Yang W, Zhao L. Occlusal designs on masticatory ability and patient satisfaction with complete denture: a systematic review. J Dent 2013;41(11): 1036–1042.

附录 D　义齿修复遇到的问题

一、常见义齿问题答疑

（一）义齿松动的问题

我们回顾附录 C 中列出的指南，里面总结了固位和稳定的特性。当我们评估义齿松动的原因时，必须同时考虑其固位和稳定。

确认上颌义齿具有固位封闭。如果上颌义齿的边缘距离颊沟仅 1mm 或未能实现与软腭的边缘封闭，则上颌义齿将丧失固位力，患者可能会抱怨义齿松动（图 D-1A）。上颌义齿未能向后延伸是实现有效封闭的常见错误，该错误在铸造金属的上颌全口义齿中尤其常见。有时，缺乏边缘封闭是由于颊沟伸展不足或明显缺乏前方边缘凸缘。

如果只剩一颗磨牙作为基牙，也会造成上颌可摘局部义齿（RPD）缺乏固位力。尽管可以在此磨牙上使用固位卡环，但由于缺乏边缘密封，RPD 的前部容易向下旋转。我们应考虑拔除剩余磨牙并用全口义齿替换 RPD。还有一种侵入性较小的选择，是对此类牙齿进行根管治疗，磨小牙冠，放置金属冠，并制作覆盖义齿（图 D-1B）。如果不确定上颌义齿的腭侧延伸是否到位，可以使用绿色边缘整塑印模膏检验义齿边缘的延伸。在火焰上缓慢加热印模膏，直到它开始滴落，然后将其放在上颌义齿的后缘。操作时需要使印模膏贴附到上腭，以确保结合紧密。再次加热材料，然后在温水中骤冷，

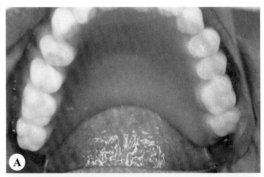
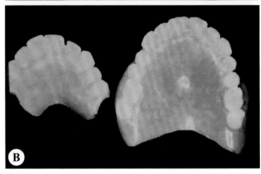

▲ 图 D-1　上颌义齿的固位

A. 该义齿固位力不足，因为义齿基托的后缘没有延伸到硬腭之外，也没有达到钩状切迹；B. 左侧义齿的两侧都有磨牙，但它的固位力不足，拔除磨牙并制作后部封闭全口义齿后，固位力显著增强

使其充分冷却以避免患者不适。将上颌义齿稳固就位，要求患者将下颌左右移动。这样能极大改善义齿后缘伸展不足的固位力。

确保患者口内有足够的唾液来提供固位。如果患者口腔看起来很干燥，请询问患者是否口干。唾液减少的患者可以使用人工唾液，也可以吸吮小冰块来增加唾液量。

如果患者大张口时上颌或下颌义齿脱落，需要检查义齿的边缘是否过度伸展。接触义齿边

缘的外周肌肉收缩，使放置在支持组织上的义齿被动脱位。回顾病例指南 3 完成义齿的就位。

确保义齿牙弓位于中性区。即使义齿边缘没有过度伸展，但如果牙弓形态比残留的牙槽嵴更宽或距离牙槽嵴太远，嘴唇活动引起的张力依然会使义齿脱落。

义齿牙弓的大小和位置可以通过以下方法进行确定。

1. 握住上颌义齿，义齿基托朝上，俯视磨光面，可以看到磨光面前面的前牙，距切牙乳头 8～10mm。整个上颌牙弓应该位于由残余牙槽嵴形成的假想线之外，因此，磨光面应该朝上和朝外。如果磨光面朝下和朝内，则牙弓可能太窄。

2. 握住下颌义齿，义齿基托朝上，俯视磨光面。牙弓的后部应位于义齿的边缘以内，大概位于剩余牙槽嵴的上方。牙弓的前部，仅包括 6 颗前牙，应该位于剩余牙槽嵴的前方，甚至在安氏 Ⅱ 类骨性关系中可能位于义齿边缘的前方。切记，如果前牙位于剩余牙槽嵴之前，则第一前磨牙应放置于剩余牙槽嵴正上方。义齿下颌前磨牙区的牙弓过宽会干扰颊肌的活动，一旦这块肌肉和其他口周肌群收缩，就会导致义齿脱落。安氏 Ⅱ 类错颌患者的下颌义齿牙弓必须保持狭窄，才能在这些患者的较小下颌内保持中性关系。

如果剩余牙槽嵴宽大而下颌牙弓狭窄则同样难以保持稳定。如果安氏 Ⅲ 类骨性关系患者的下颌前牙排列为具有正常咬合垂直重叠的安氏 Ⅰ 类牙齿关系，则可能会发生这种情况。安氏 Ⅲ 类下颌弓应当尽量宽大，才能在这些患者宽大的下颌骨内保持中性关系。

（二）咀嚼能力差的问题

1. 倾听：患者试图吃什么？是适合他吃的食物吗？如果他喝汤时义齿脱落，我们就应该

回到前面的分析，因为喝汤不需要咀嚼。而如果患者感觉咀嚼肉干很困难，那也不足为奇。

2. 观察：查看义齿的咬合是否存在问题。为了确定患者开始咀嚼时义齿脱落的原因，我们必须从以下两方面来评估。

(1) 缺乏息止𬌗间隙（IRS）。咬合垂直距离（OVD）过高并因此缺乏 IRS 的义齿在咀嚼时不稳定，因为牙齿之间没有足够的空间供舌头控制食物并将其放置在义齿的咬合面上。在病例指南 3 中查看放置义齿时评估 IRS 的指南。确定咬合垂直距离不是一个精确的过程，需要使用几种方法并相互检查。在上文的情况里，要求患者咬合并保持双唇紧闭，寻找颏肌劳损的迹象，询问患者咬合时是否觉得牙齿闭合得太快。如果患者已经戴了一段时间义齿，询问他在取下下颌义齿后是否感觉更自在。

(2) 咬合早接触。坐在患者面前，用左手示指和拇指托住上颌义齿，顺时针旋转您的左手，用右手手指和拇指支撑下颌义齿，要求患者咬合，如果您能感觉到上颌义齿向一侧滑动或旋转，则存在严重的咬合错误，用术语来说，就是正中颌与牙尖交错𬌗不一致。软化一些模型蜡，在上颌义齿牙面上铺成一条条带，然后用同样方法处理下颌义齿，检查蜡记录是否有透光不均匀的现象。可能蜡会在牙弓闭合处透光，但其他牙齿之间会有一层较厚的蜡。这种不均匀的接触会导致 2 个义齿在牙尖交错𬌗时不稳定，并导致无法咀嚼任何具有高黏稠度的食物。

3. 反思：思考我们是否可能同时犯了多个错误。牙齿可能存在接触不均匀，同时在咀嚼时，靠近义齿边缘的口周肌群可能会变得非常活跃，例如，咬肌的一部分附着在人下颌升支的前部，附着点可能位于下颌义齿远颊侧的软组织边缘的下方，咀嚼时咬肌会比取模时更活跃。因此，在这个义齿边缘的远颊侧可能需要

缓冲，以防止咀嚼过程中的干扰。还可能是上颌义齿颊侧后缘的深度过长和厚度过厚，在下颌骨横向移动期间，冠状突可能会接触上颌义齿后方的凸起并使其脱位。

（三）义齿疼痛的问题

戴牙后疼痛会给患者带来痛苦的体验，既有身体上的疼痛，也有心理上的痛苦。即使暂时没有发现造成疼痛的物理原因，也不能忽视患者的疼痛感受。毕竟义齿压迫较薄的非角化的支持组织时，很容易造成局部黏膜损伤。想象一下如果组织面存在锐利的嵴会怎样挤压并刺穿义齿下方的黏膜，我们就能够理解为何患者难以舒适地使用义齿了。戴牙后前几天出现的义齿疼痛相对容易缓解，但戴牙后数周或数年的长期疼痛就更难解决。患者抱怨持续性疼痛时，应从两个方面考虑：一是可能存在尖锐的嵴引起疼痛；二是患者可能有紧咬牙的习惯。

1. 倾听：这个问题更需要倾听患者的诉求。患者也许会因为义齿的舒适度没有达到预期，无法享受美食而生气，因此，倾听并同情患者比关注义齿支持组织上的压力更重要。您需要确定疼痛是局限于一个区域还是广泛分布，并询问患者是否在戴义齿后一直感觉疼痛。

2. 观察：观察义齿支持组织是否有炎症，甚至溃疡的迹象。您需要区分全口疼痛和局部发红或溃疡的区域。全口疼痛表明有紧咬牙的习惯，可能是由于过高的垂直咬合高度导致

的[1]。局部疼痛可能是由于义齿基托不合适或黏膜下存在锋利的骨突所致。如果您找不到任何病变，尝试触诊义齿支持组织，以发现黏膜下尖锐的骨突，手指压迫也会导致急性疼痛，但不一定会有红色或溃疡区域。下颌舌骨嵴和关节结节的骨突最常见，前牙牙槽嵴也可能存在尖锐骨突。

检查咬合处是否有早接触的迹象，早接触可能会导致义齿与支持组织在相对适合的情况下疼痛。更明显的义齿疼痛来源是过度伸展的基托。可以在病例指南 7 中找到对义齿疼痛原因和治疗的内容。

（四）外观不良的问题

义齿外观应尽量自然，能像天然牙一样支撑面部。微笑有助于增强患者的自信心并给人青春活力感。对旁观者来说，愉快的微笑和好看的牙齿可以让患者显得红光满面（图 D-2）。义齿让人看起来年轻的关键在于重现自然的微笑[2]。虽然义齿并不能完美地取代天然牙的所有功能，但美观性是能够完美实现的。病例指南 10 提供了更多获得自然微笑的指南。

总之，我们回顾了患者就诊时提出的一些较常见的问题。我们一直在倾听患者的声音，观察口腔和义齿，思考这些问题是否有我们可以解释的原因，或者是否缺少一些让我们无法完全掌控的因素。我们可能会问自己："我能否解决这个患者的问题并满足他的期望？他们的

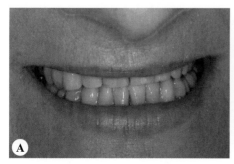
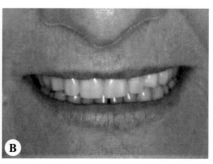

◀ 图 D-2　美学对增强患者信心的贡献
A. 这种义齿有损患者的外貌并降低她的自我形象；
B. 改善后的美学效果让她重新焕发活力

要求是否难以满足？"这个问题没有简单的解决方案。考虑与您的椅旁助理、接待人员和以前的牙医分享您的疑惑，他们很可能会提供一些有价值的线索。

二、使用剩余牙槽嵴引导义齿排牙

剩余牙槽嵴的位置与天然牙弓的关系对义齿人工牙的排列有重要意义。为了良好的功能并恢复自然外观，人工牙的最佳位置是将它们放置在天然牙的位置上[3]。剩余牙槽嵴是天然牙弓的证据，但要依据其排列人工牙，需要我们对骨吸收的模式有一定了解。原因有以下两点。

首先，每个牙根周围的牙槽骨分布不均匀。例如，上前牙牙槽窝的唇侧骨板比腭侧薄。当拔牙后发生牙槽骨吸收时，剩余牙槽嵴的唇侧比腭侧吸收更快。因此，随着骨吸收的进行，剩余牙槽嵴的嵴顶会向后移动，并占据天然牙齿所在位置的腭侧。但下颌后牙不同，形成这些牙槽窝的舌侧骨板比颊侧薄，因此，下颌磨牙区域的牙槽嵴会移动到天然牙弓的颊侧。考虑到牙槽骨的腭侧与唇颊侧的相对厚度，义齿牙弓显然应位于剩余牙槽嵴的颊侧或唇侧。当

然下颌磨牙区例外，那里的义齿牙弓位于剩余牙槽嵴的舌侧。

其次，所有的牙根与牙槽嵴的角度都不是直角。例如，下颌切牙会向前倾斜，上颌切牙和下颌切牙根部在矢状面上形成的角度通常为125°。上颌磨牙的根部向腭侧倾斜，而下颌磨牙的根部向颊侧倾斜。

从以上观点可以得出结论，在拔除牙齿后，剩余牙槽嵴并没有直接占据天然牙齿的位置。

（一）前牙位置

前牙应排列在剩余牙槽嵴的前面。排列上颌前牙的一个标志点是切牙乳突。这是中切牙后方的黏膜隆起区域，标志着切牙管的神经和血管的出口。在大多数人中，中切牙的切缘位于乳突前约 8mm 处。拔牙后，即使经过多年的牙槽嵴吸收，切牙管的位置仍保持稳定[4]。因此，切牙乳突被认为是评估前牙位置的参考标志（图 D-3）。

一些传统的牙医和牙科技师认为最好将义齿直接排列在剩余牙槽嵴的顶部，他们认为这是最稳定的位置。导致义齿不稳定的力在附录 I"中性区概念"中有讨论。如果将前牙放在牙槽嵴上，很可能会出现唇侧软组织支撑不足和面

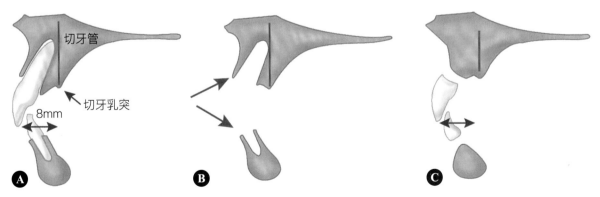

▲ 图 D-3 前牙剩余牙槽嵴作为义齿牙弓位置的参考标志

这些图展示了上下颌牙齿的正中矢状切面。A. 切牙向前倾斜，夹角约为 125°；切牙乳突标志着切牙管的出口，上颌切牙切缘位于切牙乳头前方 8mm。B. 牙槽骨的唇侧骨板较薄，吸收速度比腭侧骨板快，上下颌牙槽嵴都沿着拔出的牙根及牙槽骨的倾斜而向后吸收；切牙乳突和切牙管保持稳定，可作为参考标志。C. 上颌人工牙应位于剩余牙槽嵴前约 8mm 处，切牙乳突前方，唇线下方

容不佳的情况。为了弥补这种支撑的不足，一些牙医要求技师制作义齿突出的边缘，但这样的后果是令人难以接受的，如图D-4所示。

（二）后牙位置

后牙周围的骨吸收模式与牙根及牙槽骨的倾斜度有关。上下颌前磨牙的牙根都相对垂直，因此，牙槽骨会在拔牙窝的正下方吸收，形成一道嵴。上下颌磨牙的牙根在冠状面内旋转。上颌磨牙颊倾，下颌磨牙舌倾。拔牙后上颌牙槽嵴向内移动，而下颌嵴向外移动（图D-5）。

剩余牙槽嵴顶与人工牙排列之间的关系可以总结为图D-6。上颌义齿应排列在牙槽嵴的唇颊侧。下颌前牙义齿应位于下颌牙槽嵴的唇侧，前磨牙位于牙槽嵴之上，磨牙位于牙槽嵴顶略偏舌侧[5]。定位义齿牙弓的这些原则不容忽视，但牙弓位置存在差异，例如，在具有安氏Ⅱ类骨性关系的患者可能就有所不同（见病例指南9）。个别牙齿位置可稍作修改，以确保稳定的牙尖关系。

三、在正中𬌗恢复正中关系

回顾附录B"正中𬌗与正中关系"中给出的这两个术语的描述。当患者的所有天然牙被拔除后，无法得到正中𬌗位。但下颌髁突仍然可以在关节中占据正中关系位。该正中关系位成为有用的参考位置。当下颌处于正中关系位时，我们可以使用𬌗堤记录上颌和下颌剩余牙槽嵴的关系。将𬌗堤安放在上下颌模型上，可以一起安装在称为"𬌗架"的铰链装置中。铰链能让𬌗架保持在中心关系位置，也能将𬌗架分开，从而模拟𬌗堤的排牙。将上下颌牙齿排列成牙尖交错𬌗，使用𬌗架检验义齿戴入患者口中闭口后下颌是否处在正中关系位。

准确还原下颌正中关系位是成功制作全口义齿的关键。准确性将取决于以下几个条件。

1. 𬌗堤必须在剩余牙槽嵴上有良好的固位，并在确定颌位关系时保持稳定。

2. 对𬌗堤进行修整，使患者在闭口时，上下颌能均匀地接触。为了确保𬌗堤均匀接触，在上下颌磨牙区域涂抹豌豆大小的温蜡，并让患者轻轻咬合。取下两个𬌗堤，并在蜡颌记录的帮助下将它们重新合拢。通过以上步骤，可以评估是否需要进一步修整𬌗堤。如果𬌗堤不需要修整，则取下蜡颌记录，重新将𬌗堤戴入口腔中，并测量垂直高度。垂直高度应比计划的略小，以留出容纳咬合记录材料的厚度。

3. 患者必须放松并坐直，以便他能够将下颌骨髁突置于后部无张力位置。患者缓慢闭口时，让舌尖向后卷舌来舔上腭，以便定位这个

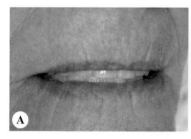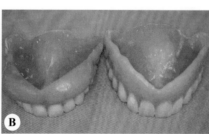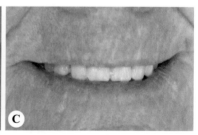

▲ 图D-4　由于牙弓位置错误，唇部支撑不足

A.上前牙牙弓直接位于牙槽嵴上方，因此无法支撑唇部；B.对图左侧的现有义齿进行了修改，通过在义齿边缘添加丙烯酸树脂来弥补唇部支撑的不足，图右侧新义齿的牙齿排列在与天然牙相似的位置，距切牙乳突8mm；C.新义齿支撑上唇并恢复自然外观

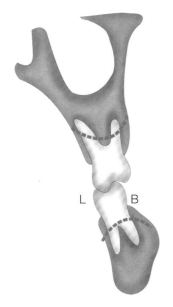

▲ 图 D-5　利用后牙剩余牙槽嵴指导义齿排牙

该图表示冠状面磨牙的横截面。上颌磨牙向牙弓的颊侧倾斜，下颌磨牙向舌侧旋转。因此，牙槽嵴吸收（蓝色虚线）在上颌骨的腭侧和下颌骨的颊侧

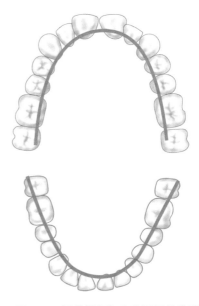

▲ 图 D-6　牙槽嵴顶与义齿牙弓的关系

图中的实线表示残余牙槽嵴的顶部。根据自然牙的牙根倾斜和骨吸收规律，义齿除下颌磨牙外，应布置在牙槽嵴的唇侧或颊侧

位置。或者，一些牙医更喜欢让患者慢慢闭合后牙，闭合时将下颌尽量向后推动。

4. 在患者闭合之前，必须在𬌗堤之间放置咬合记录材料。这种材料应该足够柔软，不会将压力传递到𬌗堤，并能快速凝固并保持尺寸稳定。无论使用什么方法，在使用咬合记录材料之前，都应该进行多次尝试，直到患者知道该做什么并能够反复找到他的正中关系位。即使在患者进行了仔细的准备之后，在随后的操作中试戴义齿时发现正中关系位已经改变并且

必须重新记录颌骨关系的情况并不罕见。当在口外检查颌位记录时，材料应在𬌗堤间充分覆盖，以便在口外能准确地定位。材料厚度应均匀，以使𬌗堤上的压力最小。材料不能太厚以免增加垂直高度。

记录颌位关系时，想要同时满足上述条件并不容易。事实上，义齿失败的最常见原因之一就是通常所说的"咬合不正确"。这通常是由于垂直距离升高，但也可能是由于未能在患者的正中关系位取得正确的颌位记录。

参 考 文 献

[1] Yemm R. Stress-induced muscle activity: a possible etiologic factor in denture soreness. J Prosthet Dent 1972;28(2):133–140.

[2] Baldwin DC. Appearance and aesthetics in oral health. Community Dent Oral Epidemiol 1980;8(5):244–256.

[3] Watt DM. Tooth positions on complete dentures. J Dent 1978;6(2):147–160.

[4] Schiffman P. Relation of the maxillary canines to the incisive papilla. J Prosthet Dent 1964;14:469.

[5] Richardson A. The pattern of alveolar bone resorption following extraction of anterior teeth. Dent Pract Dent Rec 1965;16(2):77–80.

附录 E　咬合关系的恢复

一、功能运动期间的咬合接触

下颌在咀嚼过程中的运动模式各不相同。有的人通过下颌骨垂直切削运动来咀嚼。上下颌牙齿直上直下地达成牙尖交错𬌗，几乎没有滑动。这种压碎作用已足够应对软食。此外，这种垂直运动有利于义齿佩戴者，因为它会重置而非旋转或摆动义齿。咀嚼硬纤维食物需要侧向咬合运动，以便撕碎坚韧的肉类纤维或未经烹饪的蔬菜纤维。通常这种侧向咬合运动从下颌骨开口开始，向一侧运动，然后下颌骨向内侧移动，在达到牙尖交错位的过程中，捕获食物团。为了从侧方位开始内移，下颌骨首先打开并移动至一侧，比如右侧。大部分情况下，这种下颌骨侧向位移的是由同侧（右侧）的髁突旋转引发的，同时左侧的髁突将向内下滑行。通过将手指放置在双耳或髁突表面并将下颌移向右侧可以确认感受到左侧的髁突向前滑动。如果在侧向滑动过程中，右侧的牙齿保持接触，左侧的牙齿可能会分开。此时左侧称为平衡侧。下颌移至的一侧称为工作侧，在工作侧的髁突只会转动。牙齿会紧密接触一小段距离，以便磨碎食物。

在侧向咬合运动中，下颌骨逐渐向一侧移动并同时保持该侧上下颌牙接触，上下颌尖牙开始啮合并抬高分离上下颌后牙。这种尖齿分

离后牙的作用称为尖牙抬升。随着个体年龄的增长，上下颌尖牙的尖端都会出现一些磨耗，导致它们在侧向运动期间的抬升不太明显，后牙一直保持接触，而没有分开。与尖牙抬升不同，这种在侧向运动期间后牙保持接触的关系称为组牙功能，这是牙体适当磨耗带来的益处之一。其他益处包括提高咀嚼效率和降低咬合面龋的患病率。与咬合磨耗一起发生的邻面磨耗降低了邻面龋和前牙过度拥挤的发生率[1]（图 E-1）。

对义齿佩戴者而言，尖牙抬升可能会破坏义齿的稳定性。因此，减少这种尖牙抬升是有用的，以便义齿后牙在侧向移动期间作为一个整体发挥作用。可以通过减少尖牙的凸度来减少尖牙抬升作用，但必须注意确保尖牙的美学功能。

二、不使用面弓的临床局限性

牙齿𬌗平面与下颌髁突铰链轴之间的重要关系如图 E-2 所示。这种关系可以用面弓记录并从患者转移到𬌗架上（图 E-3）。

如果不使用面弓转移，技工室人员在排列义齿时则受到限制，无法排列出在侧向运动中和谐的牙体接触。这些限制总结如下。

1. 不能通过升高或降低𬌗架的切导针来调整𬌗架上的咬合垂直距离（OVD）。

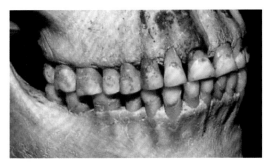

▲ 图 E-1　适度牙齿磨耗的益处

此牙列来自约 3000 年前一位可能以高纤维、不精细的饮食为生的中年狩猎采集者。其所有牙齿均有中等程度的磨耗。上下颌尖牙的牙尖因磨耗而趋于平坦。后牙的牙尖磨损表明其在咀嚼过程中为组合功能

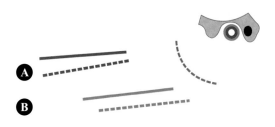

▲ 图 E-2　面弓的功能

此图代表同时通过了颞下颌关节（TMJ）和上颌𬌗平面的矢状切面。红色虚线代表下颌铰链运动的弧度。A. 𬌗平面高且几乎与关节平齐（如安氏Ⅲ类骨性关系）：张口时（虚线代表）前牙比后牙有更大的分离间隙；B. 𬌗平面远低于关节并更靠近关节（例如，安氏Ⅱ类骨性关系）：张口时前后牙分离间隙更均匀。此图阐明了下颌运动期间上下颌牙齿之间的关系如何受𬌗平面的几何形状和髁突铰链轴的影响。面弓记录下这种𬌗平面与颞下颌关节的关系，进而能在体外以一定的准确度规划和调整下颌运动期间的咬合接触

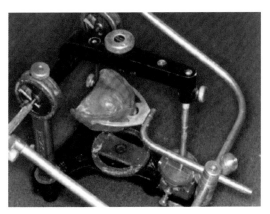

▲ 图 E-3　面弓转移

面弓置于𬌗架中心，髁杆固定在髁轴上，上颌模型置于𬌗堤上，并用石膏固定在𬌗架的上颌架环上

(1) 如果 OVD 不正确，则必须制作新的咬合记录并重新上𬌗架。

(2) 若诊断模型已在正中咬合中固定，则不能通过升高诊断模型上的切导针来制作咬合夹板。咬合夹板必须在提升垂直高度后的咬合记录下进行制备。

2. 使用𬌗架排列义齿并不能避免患者佩戴义齿时出现的前伸或侧向运动的咬合接触。

(1) 全覆盖修复体或义齿的咬合面在侧向运动时可能会干扰对侧牙齿。

(2) 不能实现平衡𬌗。

三、半可调𬌗架

用面弓将上颌模型转移至𬌗架，下颌模型按正中𬌗记录安装至𬌗架上。然后常规排牙。首先必须满足牙列的弧状形态要求，包括牙弓的大小、形状、位置，以及与上下牙列的关系。必须满足牙齿之间的静态关系，即垂直𬌗关系、邻面接触及牙尖－窝关系。在进一步考虑侧向和前伸运动时牙齿的𬌗关系之前，必须满足这些基本标准。在这个阶段，可以使用平均值设置髁道斜度，通常为 35°。

在许多半可调𬌗架中，通过连接到𬌗架上部结构的髁球来实现一定的模型独立运动。髁球在一个凹槽内滑动，该凹槽模拟关节窝内髁突向下移动到关节结节的运动轨道。这种类型的𬌗架是无弧度的，是前述所有半可调𬌗架使用方法的类型。在其他类型的半可调𬌗架中，连接在𬌗架下部构件的髁球可滑行于可调节坡道，使其更接近自然情况。髁道斜度或斜面的角度最初可以调整为平均值，随后可以通过前伸𬌗记录来调整该平均值以更接近患者自己的髁道斜度。而在本阶段，平均值就足够了。

四、避免侧向咬合运动的干扰

半可调𬌗架在义齿咬合中的应用有很多，但最重要和最初的应用是检测和纠正侧向和前伸咬合运动中的干扰。

松开右侧的髁锁机械装置（𬌗架模拟患者运动）后，髁球将在髁槽中向前移动。

一手通过顺时针旋转上部构件向前移动右侧髁球（模拟患者右侧髁突），同时用另一只手支撑切导针，让牙齿彼此间轻轻地相互滑动。上颌体部件顺时针旋转与下颌体部件逆时针旋转效果一样，均模拟了右髁向前移动。这时候已有效地模拟了患者向左侧的侧向咬合运动，检查此工作侧（左侧）的牙齿之间的关系。如果后牙因上颌尖牙和下颌尖牙的接触而分开，则这种分离是由于尖牙抬升所致。可以选择通过降低两个尖牙的切缘来增加后牙的接触，直至所有后牙作为一个整体在𬌗架的侧向运动中工作，这种动态运动称为成组牙功能。组牙功能可以提高侧向咬合运动中义齿的稳定性（图 E-4）。

在检查患者左侧向咬合运动时牙齿的接触情况后，重复操作，以检测患者在右侧向咬合运动中牙齿接触的情况。

通过半可调𬌗架在侧向咬合运动中改变牙齿的接触关系，以达到组牙功能。这只是半可调𬌗架用于减少义齿功能运动中的咬合干扰、提高义齿稳定性的方式之一。

五、避免前伸咬合运动的干扰

半可调𬌗架带来的另一个便捷是方便观察义齿在前伸咬合运动中牙齿的动态接触。此时，松开𬌗架两侧的髁锁装置。通过向后移动𬌗架的上颌部件，将下颌义齿相对前置，同时一手

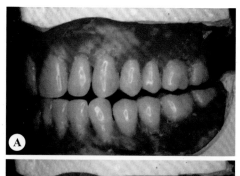
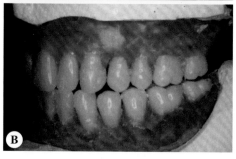

▲ 图 E-4　在侧向咬合运动中避免咬合干扰

A. 下颌义齿模型移至左侧，模拟患者在左侧咀嚼，尖牙抬高分离了后牙；B. 上下颌尖牙调整为近似适度磨损，后牙得以接触，作为一个整体工作，组牙功能有助于义齿的稳定性

支撑切导针，以保持上颌和下颌牙齿之间的接触。此时通常会发现切导斜度的坡度导致了后牙分离。这是天然未磨损牙列的一个特征，这个现象被称为克里斯坦森现象，是以最初观察到此现象的丹麦牙医的名字命名的。在自然磨耗的牙列中，后牙在前伸咬合运动中保持接触。在全口义齿中，由于克里斯坦森现象引起的后牙脱位，及其导致的义齿后牙支持的丧失，都可能导致上颌义齿向前旋转。这种旋转可以通过减少切导的斜度来避免，就像在侧向咬合运动中减少尖牙引导一样。第一步是确保在正中咬合时，上切牙的腭面和下切牙的切缘之间有一个微小的空间。这为切导分离后牙提供了一个短距离的前伸空间。这种前伸运动中的自由接触被称为长中心（图 E-5）。第二步是减少下颌切牙切缘的凸度，此操作必须小心谨慎，因为任何切缘凸度的减少都会影响切牙的美学性能。

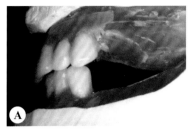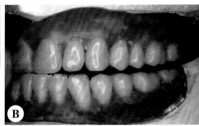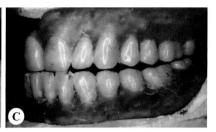

▲ 图 E-5 在前伸咬合运动中避免咬合干扰

A. 前牙排列时，其相对切缘之间大约有 2mm 的空间，以实现从正中𬌗至前伸𬌗的短距离运动；B. 前伸咬合运动期间，未磨损的前牙将导致后牙分离；C. 可以通过增加上切牙的腭切缘和下切牙的唇切缘的倾斜度来减小切导斜度，以此减少后牙分离

六、设置髁导角度

半可调𬌗架上的髁导角度可以调整至接近患者的髁导角度[2]，这样可以更准确地排列和调整义齿的咬合。髁导角度是通过侧向或前伸的咬合记录来确定的。前伸𬌗记录可在记录患者的颌位关系或试戴义齿的时候同时进行[3]。

松开左右两侧的髁锁结构。将患者的前伸𬌗记录，放置在试用义齿或𬌗堤之间。为了将试用义齿定位到蜡记录中，需要将下颌模型移至前伸𬌗位置。通过先增加再减小髁道斜度来确定正确的髁道斜度，此时，试用义齿与前伸咬合记录完全贴合。在调整髁道斜度时，可以用一只手辅助将𬌗架固定在胸部，将上下模型稳固地结合在一起。现已将两侧的髁道斜度锁定。如果有可调节的切导盘，则需移除咬合记录，调整切导针，使其在前伸𬌗位时可支持上下颌模型。

以上述方式设置好髁道斜度后，将带有义齿的下颌模型移至前伸𬌗位。在此位置评估上下颌咬合接触，并在需要时进行修整。在设定好双侧的髁导角度后，侧向咬合运动也将得以良好地体现（图 E-6）。

为了设定好𬌗架上的髁道斜度，有些医生除了测量前伸咬合的记录，还喜欢获得侧方咬

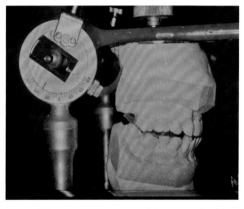

▲ 图 E-6 设置半可调𬌗架的髁导角度

在自然牙列的上下颌模型之间插入前伸𬌗记录。解开髁球以便上颌体部向后滑动（模拟实际情况下颌模型向前移动）。调整髁导角度，直到模型上的所有牙齿完全与前伸𬌗记录嵌合

合记录。他们认为通过尽可能多地提供患者信息，𬌗架的设置将更加准确。

使用半可调𬌗架制作全口义齿所花费的时间成本值得商榷。研究表明，使用可调𬌗架制作的义齿并不比使用不可调𬌗架的义齿更成功。其他人指出，虽然常规使用半可调𬌗架可能没有好处，但在其他要求更高的情况下，例如单颗义齿、严重骨吸收的剩余牙槽嵴及牙弓吸收均匀的患者，使用半可调𬌗架可能对获得满意的结果起决定性作用。这些病例在病例指南 8 和病例指南 9 中进行了讨论。

参考文献

[1] Kaifu Y, Kasai K, Townsend GC, Richards LC. Tooth wear and the "design" of the human dentition: a perspective from evolutionary medicine. Am J Phys Anthropol 2003(Suppl 37):47–61.

[2] Tannamala PK, Pulagam M, Pottem SR, Swapna B. Condylar guidance: correlation between protrusive interocclusal record and panoramic radiographic image: a pilot study. J Prosthodont 2012;21(3):181–184.

[3] Caro AJ, Peraire M, Martinez-Gomis J, Anglada JM, Samsó J. Reproducibility of lateral excursive tooth contact in a semi-adjustable articulator depending on the type of lateral guidance. J Oral Rehabil 2005;32(3):174–179.

参考文献

附录 F　义齿的设计

一、卡环设计和倒凹区

铸造卡环通常由四个组件组成。它们是固位臂、对抗臂、殆支托和小连接体。这些组件最常见的排列形式呈围绕基牙的圆形，它们亦被称为圆环形卡环。卡环将固定在基牙颊面、腭面或舌面，殆支托位于卡环臂之间（图F-1A）。

1. 固位臂的长度应至少为7mm，保证固位臂尖端在戴入和移除义齿的过程中能弯曲并接触倒凹区。放置固位臂尖的倒凹不应超过0.01英寸（0.25mm）。

2. 对抗臂的作用是防止固位臂尖在进出基牙的倒凹区时移动基牙。对抗臂不进入基牙的倒凹区。如果大连接体能提供舌侧或腭侧的对抗支持，则可以不需要对抗臂。

3. 殆支托可将在功能运动中的力传导至基牙而非牙槽嵴。尖牙的圆环形卡环形状有一些变化，表现为围绕尖牙舌隆突的新月形。需在舌隆突的牙釉质区预备支托凹，以便为舌隆突支托提供更好的支持。

4. 小连接体是将卡环连接到义齿其余部分的短小结构。它可作为限制义齿戴入途径的引导面，进而在义齿固位上发挥着重要作用。几个平行的导平面可能比活动卡环更有利于义齿固位。利用平行的长导面的优点是口腔修复中的基本操作。

只要倒凹位置合适，圆环形卡环或C形卡环适用于前磨牙和磨牙。倒凹需位于基牙远离缺牙区的部分，即所谓的远区（图F-2A）。这是因为卡环最靠近小连接体的那部分过于短小坚硬，无法弯曲进出倒凹区（图F-2B）。

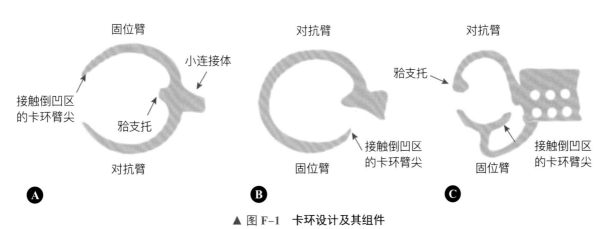

▲ 图 F-1　卡环设计及其组件

图为三种主要卡环设计的图解。A. C形（圆环形）卡环的尖端位于远区0.1mm的倒凹处，卡环设计包含一个对抗臂和一个殆支托；B. 卡环尖与近区0.2mm的倒凹处牙体接触；C. 分臂卡环从近龈处伸入牙体倒凹区，此卡环设计需要单独的组件来充当对抗臂和殆支托，图中的殆支托位于基牙的近中侧靠近缺牙区的倒凹位于近区（图 F-3A）。有两种卡环可用于近区的倒凹，一种是用于磨牙的圈形卡环，另一种是只能用于前磨牙或尖牙的近龈卡环（图 F-1B 和 C）。一种常用的近龈卡环是分壁卡环，它必须与对抗臂和𬌗支托联合使用。一种流行的使用近龈固位臂的卡环设置是 RPI 卡环（𬌗支托，邻面板，I 形杆）。当用于上颌尖牙的固位时，近龈卡环比 C 形卡环更美观且不显眼。

图 F-4 展示了一个卡环的金属结构。右上

颌前磨牙基牙的倒凹区只位于近区，位于其上的改良圈形卡环提供了支持和固位。左上颌尖牙设计了一个分臂卡环。其近龈小连接体不会像 C 形卡环那样明显。这是因为 C 形卡环的观测线在牙体较高的位置，靠近牙尖，其非弹性部分必须靠近牙齿的尖端，此处容易被看见。注意圈形卡环和分臂卡环的对抗臂来自大连接体。义齿框架的𬌗支撑来源于磨牙，它们的牙根表面积比前磨牙大。

二、大连接体

大连接体将金属支架的组件连接起来，并

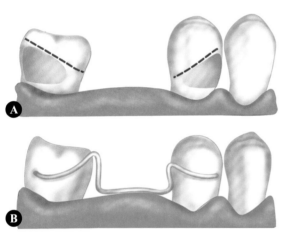

▲ 图 F-2　卡环设计和远区倒凹

此图为前磨牙和磨牙间缺牙的示意。A. 缺牙区两侧的牙齿在远离该区的远区有倒凹，远区倒凹位置可以使用圆环形卡环；B. 只有圆环形固位臂尖接触倒凹区环，卡环较硬的主体位于倒凹上方，注意连接两个卡环的小连接体充当平行导平面，有助于固位

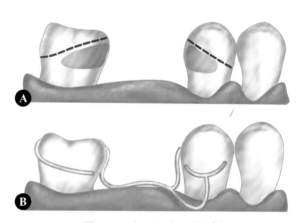

▲ 图 F-3　卡环设计和近区倒凹

A. 缺牙区两侧的牙齿在近区有倒凹；B. 必须使用圈形或分臂卡环，这样固位臂尖端可以弯曲进入缺牙区的倒凹处

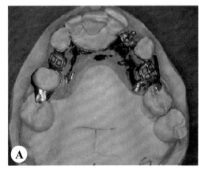
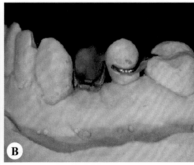
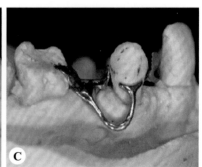

▲ 图 F-4　采用铸造金属制造的不同卡环设计示例

A. 在添加牙齿或义齿基托之前，将从技工室返回的铸造金属框架进行试戴；B. 设计了一个环形卡环来从上颌右前磨牙获得固位，因为倒凹与近区的缺牙区相邻；C. 设计了一个分臂卡环，以便从左侧尖牙获得固位，以避免在微笑时上唇抬高而露出卡环

为支撑义齿的丙烯酸基托提供附着和固位力。大连接体连接义齿基托部分的地方被高度抛光。大连接体有一些固位元件，如网状结构、穿孔、短杆等，能增强基托的附着和固位力。上颌可摘局部义齿（RPD）的大连接体主要形式是腭板。腭板可以局部或者全部覆盖上腭，或呈现为只连接上颌义齿各部分组件的坚硬条样窄板。下颌 RPD 支架的大连接体连接 RPD 双侧的组件。即使下颌 RPD 仅修复了一侧的牙弓，通常也会使用跨牙弓的大连接体，以利于义齿的支持和固位。下颌 RPD 的大连接体可以是舌板或舌杆的形式，两者都位于舌下。舌板与下颌前牙的舌面接触。

三、义齿设计和组织保存

口腔文献中的研究报道推荐了一些卡环设计，据称这些卡环设计对剩余软组织和牙齿的损伤比其他设计要小[1]。有些建议是基于牙周病可能由机械因素引起的假设而提出的，这些机械因素包括咬合创伤或刺激等。然而，毋庸置疑的是，牙周病是由牙龈沟中的共生菌群引起的，牙龈卟啉单胞菌是其主要病原体[2]。当该菌群成为致病原时，必须通过机械手段控制菌群的持续生长。患者每天必须至少刷 2 次牙，从龈沟、邻间区域、附着牙龈和牙齿表面去除牙菌斑，从而实现高水平的牙菌斑控制。从口腔中取出的义齿的所有表面同样也需要彻底清洁。

有数据表明，RPD 的存在会增加口腔中牙菌斑的数量并改变其组成[3]。RPD 对口腔生态的影响与 RPD 的设计无关。设计自洁区域或试图减少牙龈覆盖是无效的，因为只有患者每天仔细清除牙菌斑才能控制牙菌斑，义齿的"自清洁"设计并不能去除或减少牙菌斑。期待设计 RPD 自我清洁能有效与希望嚼苹果保持牙齿

无牙菌斑一样无用。

使用复杂的装置来传导应力，尤其在远中邻基牙上，大多已被放弃。通过应力分析设计的应力传导装置只能基于技工室数据，没有证据能证明它们具有任何临床益处。

四、可摘局部义齿附着体

预制装置，也称为精密附着体，可以结合到 RPD 中，以增强基牙的支撑和固位。有附着体的 RPD 基牙通常需要一些预备修复，例如，可以容纳附着体的阴性或阳性组件的铸造全冠修复。因此，如果已决定全冠修复基牙，那么可以考虑将其结合增强 RPD 的固位和支持。附着体固位装置的应用不应损害保守预备牙体的原则。遗憾的是，过度预备的情况经常发生，因为基牙修复体可能需要更多的牙体预备才能容纳冠内附着体。因此，优先选择冠外附着体，因为它们允许对基牙进行更保守的预备。

若基牙需要全冠修复，预制附着体的主要优点在于可以避免在基牙上（如上颌尖牙或前磨牙）显露卡环。铸造全冠和 RPD 必须同时制作。预制附着体的缺点在于它们会磨损甚至断裂，维修可能需要更换全冠修复体和附着体。如果需要更换修复体，将重制的全冠修复体与原附着体重新整合是一个复杂的过程。不过，当患者已充分认识到这些缺点并接受时，仍可设计有用的附着体。一种附着体装置包括阳性结构和对应结合的阴性结构。阳性结构焊接在基牙铸造修复体远中区（如微区），阴性结构则在义齿铸造支架上的对应区域。

做过牙髓治疗的基牙会缺失相当多的冠状牙本质，即使采用如黄金材质的柔韧性良好的固位臂，其作为基牙的适用性也令人担忧。预

成附着体结合到带有桩核的基牙的风险更高，因为根折会严重影响整个治疗。

对于已行牙髓治疗的基牙，另一种解决方案是使用覆盖义齿支架。根面附着体可以提供支持和固位，其优点是，如果将来需要拔除该牙根，不会对整个 RPD 产生太大影响。根面附着体中建议使用定位锚（Zest Anchors）作为合适的固位选项，尽管它需要至少 3mm 的垂直高度（图 F-5）。

衔铁可以作为垂直空间有限的优选，它们比定位锚要求的空间更少[4]。衔铁提供的固位力比定位锚附着体要少。如图 F-6 所示的两个

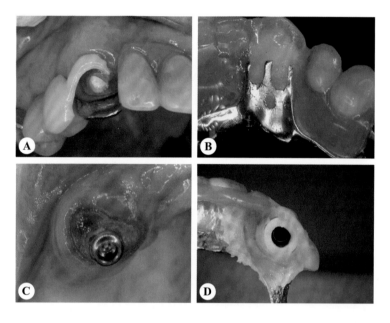

◀ **图 F-5　基牙使用预成体连接到可摘局部义齿**

A. 尖牙的全冠修复失败，尖牙是义齿固位的重要支持；B. 在大连接体上打固位孔以作为过渡处理，可摘局部义齿上的尖牙缺失区用人工牙修复；C. 将根面定位锚固定在经牙髓治疗的尖牙根中；D. 使用自聚合树脂将锚的阳性部分固定在义齿内，移除隔片并修整多余的塑料

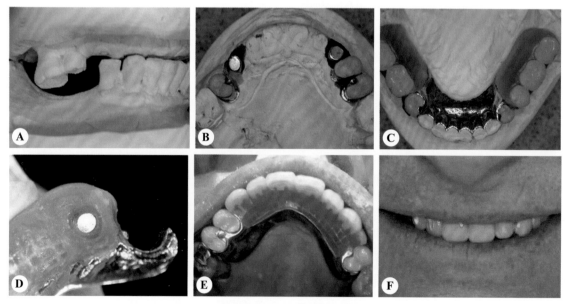

▲ **图 F-6　使用磁体将可摘局部义齿连接到基牙**

A. 该患者的上颌前牙严重磨损并导致咬合垂直距离（OVD）下降，其佩戴的上颌可摘局部义齿已不稳定；B. 上下牙列的前磨牙均需全冠修复，金属腭或舌面相互平行研磨，OVD 增加，将磁体固定桩粘接至已行牙髓治疗的上颌尖牙根面上；C. 为下颌制作金属支架式可摘局部义齿；D. 将磁体固定在上颌可摘局部义齿的义齿基底上；E. 戴入上颌可摘局部义齿；F. 上颌前牙的排列令患者满意

衔铁固定在基牙的根面上，没有提供足够的固位力。中切牙进行牙髓治疗后可为粘接根面附着体预留足够的空间，在随后的复诊中，须另将两个的磁体固定到义齿基托上。

全冠修复体的舌侧和腭侧的平行（研磨）面可与义齿支架上对应的平行面结合。这种单方向平行就位道可在不使用活动配件的情况下为义齿提供固位[5]。当基牙因其余原因需做全冠修复时，修复体和支架的结合面预备可为 RPD 提供稳定性和一定的固位，且不会产生额外的成本。

<h2 style="text-align:center">参 考 文 献</h2>

[1] Kawata T, Kawaguchi T, Yoda N, Ogawa T, Kuriyagawa T, Sasaki K. Effects of a removable partial denture and its rest location on the forces exerted on an abutment tooth in vivo. Int J Prosthodont 2008;21(1):50–52.

[2] How KY, Song KP, Chan KG. Porphyromonas gingivalis: an overview of periodontopathic pathogen below the gum line. Front Microbiol 2016;7:53.

[3] Brill N, Tryde G, Stoltze K, El Ghamrawy EA. Ecologic changes in the oral cavity caused by removable partial dentures. J Prosthet Dent 1977; 38(2):138–148.

[4] Vere J, Deans RF. Tooth-supported, magnet-retained overdentures: a review. Dent Update 2009;36(5):305–308, 310.

[5] Brudvik JS, Shor A. The milled surface as a precision attachment. Dent Clin North Am 2004;48(3):685–708.

附录 G　义齿的修复

一、常用的义齿修复材料

义齿可能在各种情况下折断，但在使用过程中发生的情况值得特别关注。如果义齿在使用过程中断裂，修复后可能会再次断裂。大多数义齿都会有一个薄弱点，即基托的体积或设计不足以承受应力集中的点。一块长而平的钢板，就像一把尺子，几乎没有抗弯曲能力。一旦它有了第三个维度，比如用作击剑支撑的角钢，它就有了更大的抗弯应力。上颌义齿有这样的三维轮廓，但如果唇系带附着较低，需要在唇缘上开一个缺口，义齿就会失去其盒状轮廓，容易在中线处断裂。当可摘局部义齿（RPD）容纳剩余的天然牙时，也会出现薄弱点，特别是在下颌 RPD 不能从上颌提供的力量中受益的情况下。为半永久性弹性衬里提供空间的下颌全口义齿也有风险，覆盖义齿锚钉附着的地方也是如此。对于已知的薄弱点，义齿材料可以使用丙烯酸、尼龙或芳纶纤维进行加固（图 G-1）。

义齿折断的患者可能会感到奇怪，他们认为义齿用粘接剂修复即可，但实际上却要送到技工室进行修复。花时间解释这一过程是必要的。请注意图 G-1，与所有义齿修复一样，在修复过程中必须打上石膏以稳定破裂的部分，并允许适当地预备破裂的边缘。修复材料是自动聚合的丙烯酸，可以很好地粘接到义齿基托的丙烯酸上。

二、临时弹性内衬材料

一些临时弹性内衬材料可以作为组织调整剂销售。它们以粉末和液体的形式呈现，粉末是丙烯酸类聚合物或共聚物。与自聚树脂提供的液体不同，该液体不含丙烯酸酯单体，而是含有芳香酯和醇的混合物。这些酯和醇在一两周内被浸出，材料变得更硬，但永远不会达到完全聚合。

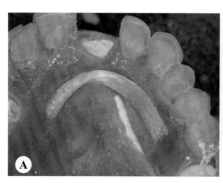 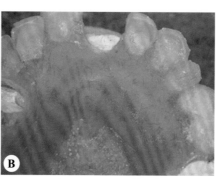

◀ 图 G-1　用聚丙烯酸酯纤维加强义齿修复

A. 患者唯一的中切牙阻止了唇缘形成坚固的盒形轮廓，义齿腭部断裂了，可用聚丙烯酸酯纤维加固修复义齿；B. 纤维必须很好地埋入丙烯酸中，但这可能会导致上腭增厚

三、半永久弹性衬里材料

有三种半永久弹性衬里材料：塑化丙烯酸、硅氧烷聚合物和聚磷酸盐弹性体。

1. 塑化丙烯酸含有塑化剂，可以防止丙烯酸变得像普通义齿基托材料一样硬。它们能很好地粘在义齿基托上，但不像硅氧烷聚合物那样有弹性。

2. 硅氧烷聚合物以糊状形式提供填充物，该填充物通过硅烷粘接剂粘接到义齿上并进行热固化。它们也可用作自聚合材料。这些材料使用最广泛，因为它们比其他材料具有更大的弹性，尽管它们也有一些缺点。其与丙烯酸基托的粘接力很弱，所以内衬可能会与义齿基托分离。当用次氯酸盐清洁剂清洗义齿时，硅氧烷聚合物也容易降解。

3. 以片状形式提供的聚磷腈弹性体可以与丙烯酸粘接良好，在加压下热固化需要 8h。这种材料可在许多年内保持韧性。

四、口腔黏膜对义齿疼痛的易感性

有几个因素导致义齿承托黏膜对疼痛的易感性。

（一）类型和弹性的变化

覆盖在剩余牙槽嵴上的不同类型的黏膜如图 B-1 所示。这些范围从坚固、角化良好的咀嚼黏膜（在牙齿脱落后可能会在牙槽嵴上保留数年），到覆盖口底，骨结节和下颌舌骨嵴的脆弱、非角化的被覆黏膜[1]。从覆盖在颌骨颊侧的相对有弹性的黏膜到覆盖在骨结节和下颌舌骨嵴上的薄而无弹性的黏膜，牙槽黏膜的弹性也不同。

（二）功能力支撑面积的减少

与牙周膜（PDL）表面积相比，可分散咀嚼负荷的黏膜表面积减少。与上颌义齿一样，一个完整的下颌义齿基托提供了约一半的可将力传递到义齿支持组织的表面积，这大约是牙周膜总面积的一半，而牙周膜表面积支持完整的天然牙弓。因此，在相同的咬合力下，下颌义齿承载黏膜的压力是 PDL 的 4 倍[2]。

（三）残余口腔黏膜的血管供应

PDL 的血管供应有三个来源。这些血管包括牙槽根部的血管、牙槽壁的血管和牙龈的血管。当其中一个供血源因受压而减少时，这三个供血源之间的吻合可提供侧支供血。相比之下，残余牙槽嵴黏膜的血管供应主要来自黏膜和骨膜上的血管。在牙槽嵴顶，皮质骨有侧支血管供应被覆黏膜，但在颊、唇、舌侧，皮层血供很少[3]。因为骨侧支供应不足，因而此处黏膜受压会限制血管供应。当黏膜损伤后出现渗出物时，由此产生的水肿会进一步减少循环（图 G-2）。

（四）口腔黏膜对负荷的反应

为了解决远中游离缺失局部义齿同时使用黏膜和牙周膜支撑时的问题，对黏膜和牙周膜支撑的差异进行了深入的研究。问题的出现是因为口腔黏膜在负载下的位移大约是牙周膜位移的 10 倍。与 PDL 一样，黏膜是黏弹性的，虽然黏膜的弹性不如 PDL，但在支撑中既有弹性又有黏性[4]。这两种支撑系统都类似汽车的悬架。弹簧抵抗压缩并在车轮移位后提供回弹。阻尼器（减震器）减慢了位移速度。牙周膜富含纤维，这些纤维富有弹性并可充当弹簧。它们可以很好地抵抗负荷，并且可以非常迅速地将牙齿

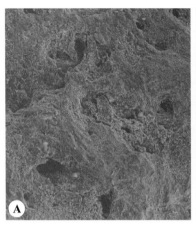 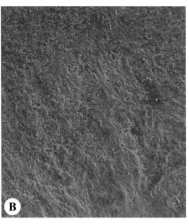

◀ 图 G–2　剩余牙槽骨的扫描电镜（SEM 300×）

A.牙槽崤顶的皮质骨被大量血管穿透，为残留黏膜提供丰富的侧支血管供应血液；B.颊侧皮质骨为支撑义齿的残留牙槽黏膜提供的血液供应很少

恢复到其预加载位置，尤其是在快速而短暂地施加负荷的情况下。然而，即使施加了一段时间的轻负荷，例如由正畸矫治器产生的负荷，牙齿也只能逐渐恢复到原来的位置（图 G–3）。

由于口腔黏膜缺乏 PDL 的弹性纤维和血管，对于持续的负荷，口腔黏膜的恢复时间较长且缓慢，这一点更为明显。经历长时间的负荷后，口腔黏膜可能需要几小时才能恢复，而在老年人中，可能需要数天[5]。因此，即使是轻微的持续咬合也会导致黏膜移位、缺血和广泛的损伤[6]。

总之，义齿支撑组织可能很薄，没有弹性，厚度不均匀，血管化不良，覆盖着锋利的骨头。他们的血供是有限的，即使是轻微的持续压力也会限制它们的血供。黏膜相对缺乏弹性，限制了其受压后恢复的能力。

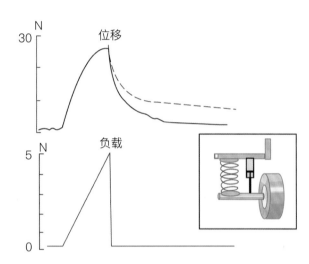

▲ 图 G–3　牙周组织对负荷的响应

如果牙齿在 5N 下快速加载，则会提供逐渐增加的黏性位移阻力。如果负载被迅速移除，牙齿首先会迅速反弹，但随后需要几秒才能重回其原始位置。随着年龄的增长（虚线），回弹时间会更长。牙齿和黏膜支撑既是弹性的（弹簧）又是黏性的（阻尼器），类似汽车的支撑

参 考 文 献

[1] van Mens PR, Pinkse-Veen MJ, James J. Histological differences in the epithelium of denture-bearing and non-denture-bearing human palatal mucosa. Arch Oral Biol 1975;20(1):23–27.

[2] Thomson JC. The load factor in complete denture intolerance. J Prosthet Dent 1971;25(1):4–11.

[3] Roth G. Micro-circulation in oral biology. In: Roth G, Calmes G, eds. Oral Physiology. C V Mosby; 1975:90.

[4] Picton DC, Wills DJ. Viscoelastic properties of the periodontal ligament and mucous membrane. J Prosthet Dent 1978;40(3):263–272.

[5] Müller N, Pröschel P. Histologic investigation of tissue reactions in anterior and lateral alveolar ridges of the mandible induced by complete dentures. Quintessence Int 1989;20(1):37–42.

[6] Marstad AT. Postinsertion denture problems. J Prosthet Dent 1968;19:126–132.

附录 H 义齿稳定性的提升

一、组织移位印模技术

必须了解义齿支持组织的性质，以了解组织移位印模的潜在益处（见附录 B 中"剩余牙槽嵴的解剖结构"）。

理想的印模材料在众多特性中有两个重要的特质。首先，记录黏膜弹性的差异，使义齿的所有支持组织都能对义齿起到支持作用。这将需要相当高黏度的组织移位材料，以便确定支撑组织的哪些区域对负荷的弹性较大，哪些区域对负荷的弹性较小。印模复合物符合这些标准。其次，理想的材料应具有足够的流动性，使邻近义齿边界的肌肉收缩所产生的张力得以移位，从而使义齿基托不会过度伸展。这将需要低黏度、非移位材料，例如，牙科印模石膏或轻体印模材料。很明显，这两种品质不能在一种材料中找到。非移位材料通常是首选，因为它们可以避免过度伸展义齿边界。然而，复合材料制成的印模材料使用较低的融合化合物，如用于外围的科尔绿棒，可以用来产生不过度伸展的义齿边缘。牙科印模膏具有在振动时以低黏度流动但在逐渐压缩时获得更高黏度的不寻常特性。使用牙科印模石膏制作的下颌印模需要仔细控制混合物的水 / 粉比例。尽管对技术如此敏感，但它们在经验丰富的修复医生手中有着长期的成功记录。制作适应良好且稳定的义齿基托最有效的方法之一是在义齿完成后，使用有弹性的临时衬里（如 De Trey 的黏性凝胶）对义齿进行衬里。所有这些方法在制作印模时都会使义齿支持组织移位，并记录支持黏膜移位的差异（图 H-1）。

有人认为，用组织移位印模材料制成的义齿基托不能正确地适应义齿支持组织，因此会比用非移位印模材料制成的义齿引起更大的骨吸收。的确，用组织移位印模制造的义齿基托不能准确地反映静止状态下的组织，尽管它能反映负荷下的组织状态。

类似的组织移位情况也出现在女性穿着紧身内衣时，它可以支持软组织使其处于部分压缩的状态。这些衣服不能准确地适应静止的软组织，而是处于部分移位的位置。组织移位印模是修正模型印模技术的一个重要组成部分，该技术已被广泛用于改善远中游离缺失局部义齿的软组织支持[1]。这种可摘局部义齿（RPD）的框架设计通常包括在离远中游离端最近的基牙上安装𬌗支托。该基牙在负荷作用下的位移量约为剩余黏膜的 1/10。因此，在负荷作用下，游离端的远端旋转是不可避免的。一种可能的解决方案是在加载之前支持远端的软组织的移位，从而在加载下组织弹性和牙齿弹性更接近于相等。这就是改变铸型技术的基本原理（图 H-2）。这项技术的倡导者认为，成品义齿在功能过程中旋转较少，并且在义齿衬里之前稳定的时间将比使用非移位印模材料的义齿长。

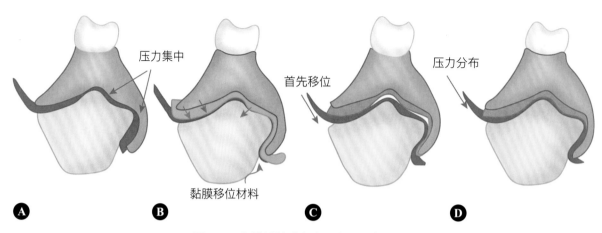

压力集中

黏膜移位材料

首先移位

压力分布

Ⓐ Ⓑ Ⓒ Ⓓ

▲ 图 H-1 印模材料对义齿支持组织移位的影响

图为非移位和移位印模材料对支持组织影响的记录。A. 使用非移位印模材料修复的下颌义齿在加载到弹性最差的区域时会压力集中；B. 如果使用临时弹性衬里作为功能印模材料来重新排列义齿，则牙槽黏膜的弹性区域会移位；C. 松动义齿的装配表面首先向弹性区域移位；D. 随着基托开始传递更大的负荷，整个义齿承载黏膜有助于将咬合力传递到下面的支持组织

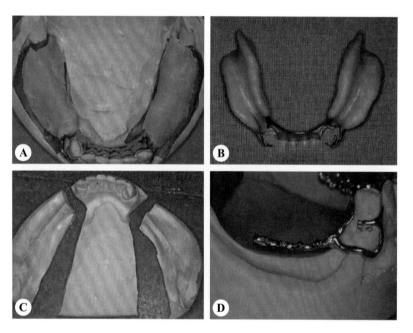

Ⓐ Ⓑ Ⓒ Ⓓ

◀ 图 H-2 制作修正模型印模

A. 丙烯酸印模托盘是在框架浇铸后使用薄（1mm）蜡垫制成的；B. 在确保金属框架完全插入的同时，使用一层层温热的蜡来形成印记；C. 主铸型的原始软组织部分被切除，框架被返回铸造，印模的边界被装箱并铸造；D. 将印模托盘从金属框架上移走，金属框架放置在修正后的模型上

二、提升义齿稳定性的咬合设计

通过在制作单个义齿时减少咬合干扰来实现义齿的稳定性（见病例指南 5）[2, 3]。这种潜在的好处是通过减少尖牙和切牙提升，从而防止后牙脱离，从而提供群组功能。单个义齿必须符合相对牙列的现有咬合模式。然而，全口义齿提供了操纵更多变量的机会。第一个变量

是咬合曲线；第二个变量是后牙的牙尖。

（一）天然牙列中的咬合曲线

天然的上颌磨牙有轻微的颊向旋转。下颌磨牙有轻微的舌侧旋转。这些旋转的效果是上颌和下颌牙齿的尖端位于一个假想的曲线上，在颌面上。这样的咬合曲线是由 Spee 在 1880 年描述的，后来由 Monson 描述，他将该曲线

描述为球体的一部分。形成球体的部分位于矢状面，由于下颌后牙的向前旋转，向第三磨牙方向逐渐变得更加突出（图 H-3A）。

咬合曲线在功能上影响牙齿的咬合方式。回想一下，下颌牙齿的舌侧旋转有效地减少了外牙尖倾斜（OCI），是 OCIS 引导工作侧对颌牙相互滑动的倾斜度。咬合曲线有效地增加了内牙尖倾斜（ICI），但对该工作侧没有影响。然而，咬合曲线确实在平衡侧接近触点，因为其更大的倾斜度使平衡侧的尖顶更靠近（图 H-3B）。

咬合曲线倾向于补偿牙齿在平衡侧分离的倾向。髁状突路径的陡度也是平衡侧牙齿分离的一个重要因素。出于这个原因，能够在半可调𬌗架上设置髁状突路径的倾斜度以复制，甚至近似地复制患者的髁状突路径的倾斜度是可行的。

决定平衡侧牙齿分离的另一个重要因素是 OCI 的陡度。咬合磨损降低了 OCI，但磨损对 ICI 的影响较小。在平衡侧相对较陡的 ICI 倾斜可能会与相对的牙弓中的牙齿接触（图 H-3C）。在自然牙列中，当我们的饮食不那么精致，含有更多的纤维时，到成年初期会发生适度的磨

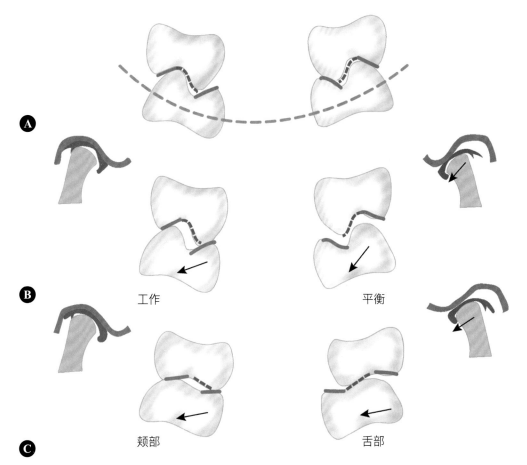

工作   平衡

颊部   舌部

▲ 图 H-3 额状面咬合曲线对功能性咬合接触的影响

图为通过第一磨牙在额状面上的咬合曲线的示意。A. 咬合曲线是由下颌牙齿的舌向旋转和上颌牙齿的颊向旋转形成的，请注意，这种倾斜降低了工作外牙尖倾斜（OCI，绘制为实心红线），增加了平衡内牙尖倾斜（ICI，绘制为紫色虚线）。B. 当下颌向一侧工作时，相对（平衡）侧的髁突向下和向前移动，这倾向于脱离平衡侧的牙齿，平衡侧 ICI 的增加减少了牙齿的脱开。因此，咬合曲线被认为是为了补偿在横向功能运动中颌骨平衡侧的牙齿分离。C. 工作侧牙齿的磨损减少了 OCI，这有助于继续使牙齿在颌骨的平衡侧咬合，在磨损的牙列中，在口腔和舌部运动的两个阶段中，下颌两侧都有咀嚼功能

损，牙列的效率达到顶峰。这种磨损使得牙列工作侧和平衡侧的牙齿在工作和加工食物的过程中相互配合（图 E-1）。

（二）义齿的咬合曲线

当平衡侧的牙齿与工作侧的牙齿同时聚集在一起时，就像它们在自然磨损的牙列中所做的那样，义齿可以稳定下来。通过将咀嚼力均匀地分布在义齿的两侧，避免了在义齿支持组织上旋转。这种咬合称为平衡殆。

在义齿制作中获得平衡殆的一种策略是结合补偿曲线。改变补偿曲线陡度的效果如图 H-4 所示。如果没有补偿曲线，平衡侧的牙齿在横向偏移时会分离。

随着补偿曲线变得更加明显，在横向移动过程中，工作侧和平衡侧的牙尖倾斜保持接触。如果补偿曲线变得太陡，工作侧牙齿就会分开。这将导致严重的功能中断，因为工作侧的牙齿不会相交。这种干扰被称为平衡干扰。这在全口义齿排列中是不常见的，但如果天然的下颌第二磨牙向前旋转，它可能发生在单个上颌义齿中。这种旋转可能是由于下颌第一磨牙的缺失，使得第二磨牙在近中和舌侧方向旋转和漂移，造成陡峭的平衡倾斜和在工作侧功能期间的干扰。

咬合曲线在下颌前伸运动中的作用遵循与上面所述的侧方运动相似的原则。在使用前牙

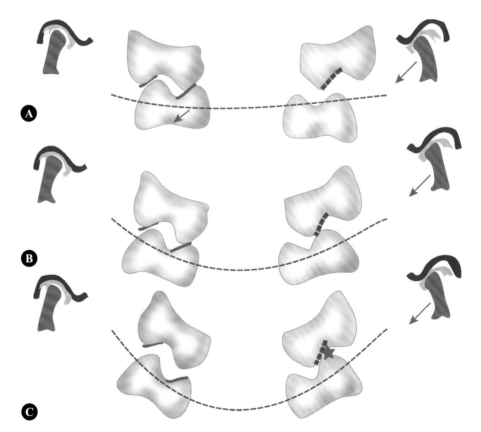

▲ 图 H-4　在义齿排列过程中对额状面咬合曲线的控制

图为通过义齿第一磨牙的正面部分的图解。咬合曲线用蓝色虚线表示，图中左边的牙齿在工作，这边的髁突可以旋转；图右边的牙齿是平衡侧，髁突已经向前和向下移动了。A. 如果没有补偿曲线，则内外牙尖倾斜（OCI 和 ICI）相等，在横向移动时，平衡一侧的牙尖脱离；B. 如果补偿曲线是最佳的，平衡侧和工作侧的牙尖在侧向运动中是接触的，这是一个平衡咬合；C. 如果补偿曲线太明显，平衡侧的牙尖会阻止工作侧咬合，这种情况称为平衡干扰（红星）

切割食物的过程中，下颌切牙以凿子般的方式对抗上颌牙齿。下颌骨是向前运动的，以便使下颌切牙进入一个边缘到边缘的位置。在大多数未磨损的牙列中，切牙垂直重叠形成一个陡峭的切牙角。下颌切牙的这条陡峭的路径导致后牙在下颌向前以进行切割时分离（图 H-5A）。这是一种正常和必要的分离，如果后牙在前伸过程中受到干扰，就不可能对切牙施加任何作用力。

下颌磨牙向近中方向轻微旋转，上颌磨牙向后方轻微旋转。这些旋转在前后方向上形成一条咬合曲线。这条曲线减少了后牙在前伸过程中的间隔，因为牙齿位于牙弓越后，有效的

牙尖倾斜变得越陡。在自然牙列中，当下颌向前时，这条曲线允许第三磨牙接近接触。当牙齿磨损时，切牙角减小，后牙在前伸过程中可能会接触。如果后牙和前牙之间的接触是同时进行的，就不会对切牙功能造成阻碍（图 H-5B）。

如果自然牙列中的曲线太陡，磨牙可能会干扰前伸的运动，阻止切牙协同工作。如上所述，这种情况可能发生在下颌第一磨牙在早期拔除时；第二颗磨牙可能会向前移动并向缺隙侧倾斜。这有效地产生了非常陡峭的咬合曲线。当下颌向前移动时，第二磨牙的有效牙尖倾斜度可能非常陡峭，以至于它们会干扰相对的上颌牙齿的牙尖。这就是所谓的突出干扰。

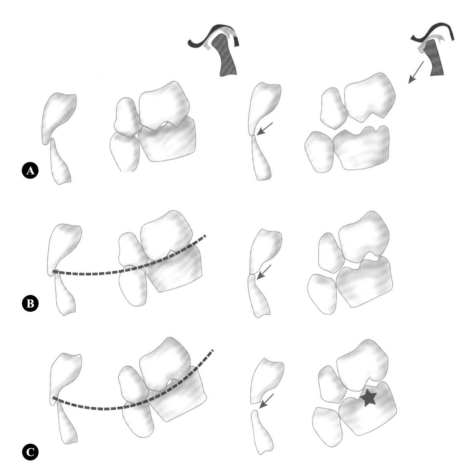

▲ 图 H-5　在义齿排列过程中对矢状面咬合曲线的操作

这些图形所展示的是通过义齿的前牙和后牙的矢状面。A. 在没有补偿曲线的情况下，磨牙在下颌前伸运动时会脱离；B. 当磨牙排列过程中产生咬合曲线时，磨牙开始与前牙同时接触，从而产生平衡咬合；C. 如果曲线太明显，切牙在前伸时被阻止接触，这被称为平衡干扰（红星）

总而言之，我们已经看到了如何使用补偿曲线来在全口义齿中创建平衡的咬合。即使使用不可调𬌗架，𬌗曲线在排牙过程中也可以并入，尽管在功能过程中该曲线对牙齿接触的影响只能在椅旁进行评估。使用带有面弓转移的半可调𬌗架在技工室制作的咬合曲线，更可能有助于患者在用义齿咀嚼时获得平衡咬合。我们还注意到，随着自然牙列的磨损，侧向功能期间两侧接触的可能性变得更大。这种情况可以通过使用单面或非解剖式后牙来模拟义齿构建。

（三）牙尖倾斜度降低的后牙

在工作侧和平衡侧，非解剖式后牙很容易相互滑动。同时工作侧和平衡侧同时接触的一个必要条件是几乎零度切牙引导，否则在横向移动时会立即产生尖牙或切牙抬起，这将使所有后牙脱离并破坏义齿的稳定。为了保持较低的切牙引导角，在侧方和前伸的颌骨移动中，前牙可能必须比美学上所希望的更短和更不明显，尖牙将以类似早期人类头骨中自然牙齿的方式呈现扁平和磨损形态（图 E-1）。如果患者准备好让义齿看起来有点磨损，那么从功能的角度来看，非解剖式后牙可能会带来一些优势（图 H-6）[4-6]。

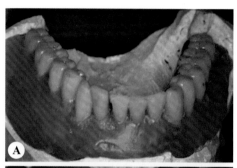

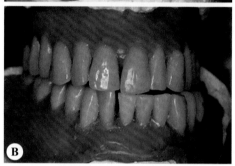

▲ 图 H-6　在制作全口义齿中使用非解剖式牙齿
A. 使用非解剖式（零度牙尖）牙齿来排列后牙；B. 𬌗架的位置代表颌骨向左偏移，如果只有最小的垂直切牙重叠，磨牙将在组牙功能中工作，并在平衡侧保持接触

参考文献

[1] Leupold RJ, Kratochvil FJ. An altered cast procedure to improve tissue support for removable partial dentures. J Prosthet Dent 1965;15:672–678.

[2] Heydecke G, Vogeler M, Wolkewitz M, Türp JC, Strub JR. Simplified versus comprehensive fabrication of complete dentures: patient ratings of denture satisfaction from a randomized crossover trial. Quintessence Int 2008;39(2):107–116.

[3] Kawai Y, Murakami H, Shariati B, et al. Do traditional techniques produce better conventional complete dentures than simplified techniques? J Dent 2005;33(8):659–668.

[4] Shetty NS. Comparative observations of the use of cusp and zero-degree posterior teeth. J Prosthet Dent 1984;51(4):459–460.

[5] Sutton AF, Glenny AM, McCord JF. Interventions for replacing missing teeth: denture chewing surface designs in edentulous people. Cochrane Database Syst Rev 2005(1):CD004941.

[6] Tarazi E, Ticotsky-Zadok N. [Occlusal schemes of complete dentures—a review of the literature] Refuat Hapeh Vehashinayim (1993) 2007;24(1):56–64, 85–86.

附录Ⅰ　义齿中性区

一、中性区概念

附录 D 回顾了牙齿缺失后的骨吸收模式。理解骨吸收模式在估计天然牙相对于剩余牙槽嵴顶的位置时可能具有指导意义。在牙科文献中普遍存在的观点是，义齿应与天然牙处于相同的位置。其原因是，在磨牙建𬌗完成后，天然牙齿达到了一个受力均衡的最终位置。有许多力将萌出的牙齿引导到其最终位置，这些包括萌出力、与对𬌗牙接触所传递的咬合力、来自唇肌和舌肌的侧向肌力。萌出的牙齿将会占据一个所有这些力都可以相互抵消的位置[1]。平衡的不仅仅是这些力的大小，还有力的持续时间、频率和方向，所有这些因素都是生物学平衡的重要组成部分。例如，使牙齿不断萌动以补偿咬合磨损的力是非常弱的力；它们的力量远小于咀嚼产生的力量，咀嚼往往会将牙齿引导入牙槽窝。然而，萌出力具有连续性，在生物力学平衡中，这种补偿是小幅度的。同样，吞咽过程中舌头对下切牙产生的前向力远高于下唇产生的反作用力，这不会导致下颌前牙的向前漂移，因为即使嘴唇的平衡力较弱，但几乎是连续的，而它与吞咽力是相互影响的。总之，牙齿最终在中性区是达到稳定的状态，就是生物学平衡产生的结果。

为了提高义齿在使用过程中的稳定性，出现了义齿中性区的概念[2]。可以观察到，如果义齿牙弓太窄，它似乎会挤压舌头，这会在说话、咀嚼和吞咽过程中移动义齿。如果义齿牙弓太宽，则会因嘴唇和脸颊的功能而不稳定。为了在排列义齿时重建中性区位置，技师考虑了已知的吸收模式，以便义齿可以排列在自然牙占据的相同位置。

有一种用于在患者口腔中定位这种中性位置的技术。这包括在下颌临时义齿基托上放置一层硅橡胶，当患者说话时，舌头和唇部肌肉将硅橡胶塑造成一个中性区的位置，这被称为中性区记录。当硅橡胶凝固后，技师在牙弓两侧利用石膏固定，以便记录硅橡胶的准确位置，并用于指导义齿牙弓的排列。该技术对误差非常敏感。如果患者在硅橡胶仍可成型时吞咽，舌头会将弓形的临时义齿基托向外推过中性区。之所以会出现这种错误，是因为不仅要记录平衡力的大小，而且要记录平衡力的持续时间，才能找到真正的中性区。自然牙齿采用的中性区位置是生物学力学平衡的结果，其中持续时间是一个因素：它比几分钟内可以记录的机械平衡更复杂。

二、安氏Ⅱ类牙列的特征

眼耳平面－下颌平面角（FMA）（安氏Ⅱ类，亚类）高的患者面部轮廓突出，上唇短而丰满，微笑线很高，显露前牙和牙龈组织。为了形成唇部密封，颏肌会明显收缩，将下唇抬高到足够高，与上唇形成密封。当患者吞咽并将舌头推向嘴唇以启动吞咽反射时，颏肌的这种高度活动尤其明显。上颌骨穹隆高耸，下颌骨通常狭窄，颊侧和舌侧前庭较深，拔牙后留下突出的牙槽嵴。

如果患者FMA较低（安氏Ⅱ类，第二亚类），它们往往具有直凹轮廓，可能是一个相对平坦、几乎平行的下颌平面、咬合平面和腭平面。上唇显得又长又薄，妨碍牙齿和牙龈的显露。前牙覆𬌗深，通常内倾。面部的垂直高度可能会降低，就好像咬合垂直距离（OVD）过低。腭部宽而平，上下牙弓前庭沟短，牙齿缺失后形成浅沟。研究发现，在牙齿缺失后，低FMA患者的骨吸收大于高FMA患者[3]。

三、安氏Ⅲ类牙列的特征

安氏Ⅲ类牙列的主要特征是下颌骨突出。下颌突出，使侧貌笔直，甚至凹陷。在咬合过程中，下颌牙通常位于上颌牙之前。上颌骨可能相对较小，对上唇几乎没有支持。安氏Ⅲ类患者的息止𬌗间隙通常小于安氏Ⅰ类患者。

为安氏Ⅲ类牙列患者制作义齿的挑战之一是提供可以支持上唇的上颌义齿。由于上颌牙槽嵴较短，上颌义齿可能会不稳定，尤其是为使上唇更加丰满而向前放置人工牙时。

参 考 文 献

[1] Proffit WR. Equilibrium theory revisited: factors influencing position of the teeth. Angle Orthod 1978; 48(3):175–186.

[2] Porwal A, Sasaki K. Current status of the neutral zone: a literature review. J Prosthet Dent 2013;109(2):129–134.

[3] Curtis TA, Langer Y, Curtis DA, Carpenter R. Occlusal considerations for partially or completely edentulous skeletal class II patients. Part I: background information. J Prosthet Dent 1988;60(2):202–211.

附录 J 患者的心理需求

一、牙齿在情感上的重要性

牙齿只是头面部的组成部分之一，但它可以让我们感受到美感。当我们第一次看到一张陌生的脸时，嘴唇和牙齿在吸引我们的目光方面与眼睛一样重要。虽然情人眼里出西施，但似乎没有人认为腐烂和污渍是有吸引力的。牙齿缺失和其他面部缺陷引发了一些社群偏见。在一些社群中，那些被认为有"丑陋"面孔的人有时被认为是不值得信任的，智力低下的人。与那些被认为长相漂亮的人相比，他们更有可能被判有罪，并受到更严重的惩罚。

患者对拔牙的感受可能会记忆犹新。Fiske 等在一篇论文中记录了失去自信、青春和活力的感受[1]。拔掉天然牙齿的患者展示了他们内心的痛苦，通常是个人的痛苦。许多患者表示，他们不想在没有义齿的情况下照镜子。另一些人在生活的大部分时间里对伴侣隐瞒了这个秘密。当他们的义齿被摘下时，一些患者回忆起被推到手术室时的绝望感。在牙科患者从开始愤怒到最终和解之前，这种情绪的失落需要得到理解，如果患者不能渡过悲伤的阶段，失落感就会被掩埋，随之而来的是悲伤和怨恨。这种怨恨可能是对戴义齿相对轻微的厌恶，也可能是对义齿相当强烈的厌恶，以至于义齿一戴入口腔就会感到疼痛或恶心。

一些拔牙后日日夜夜遭受这种义齿排异反应的患者，或许已经过去了 20 年或更长时间，但依然感觉到有一个很深的伤口，几乎侵入了他们的口腔。很明显，今天制作的义齿仍然带有当年糟糕体验的影子。

所有这些证据表明，我们大多数人对拔牙的情感方面是多么无知。为了更好地理解患者在多次拔除牙齿时的情绪，请进行以下心理训练。

1. 闭上眼睛，想象你正慢慢从麻醉剂中苏醒过来。你的嘴巴有血的味道，当你把舌头放在嘴里时，你会发现你的牙齿已经不在原来的位置了。相反，你的舌头感觉到拔牙窝的光滑圆形。你在镜子里看到一个很大的圆形黑暗空间，那是你牙齿曾经在的地方。

2. 用你的思想或灵魂去思考你想象中可能会经历的感受。想象没有牙齿是否会影响以下方面。

(1) 你的自我形象，包括活力、精力、年龄、性别吸引力。

(2) 你与其他人的关系，包括家人、合作伙伴、同事和朋友。

二、义齿美学的重要性

很少有公认的人类美学标准。对女性美的评判因历史时期和不同社会而异。一些社会喜欢身强力壮的女性，而另一些社会则有时更喜欢看起来娇小而脆弱的女性。一些女士用金属环伸长脖子，让自己变得更漂亮，而另一些女士则把羊脂和赭石揉进皮肤。有些人刺穿鼻子，扩大耳垂。在今天的西方社会流行的人体穿孔艺术在 50 年前被认为是野蛮的。尽管在时间和社会上存在这种多样性，但人类学家告诉我们，美有一些普遍的价值。他们皮肤很好，发量丰富，相对苗条的腰部特征与年轻和活力相一致，并向感兴趣的男性追求者证实女性尚未怀孕，向女性证实男性尚未度过青春。

牙齿是颌面部的组成部分之一，它可以让我们意识到美。事实上，当我们第一次看陌生面孔时，在吸引我们的目光方面，嘴巴和牙齿同眼睛一样重要。

一些社会已经将牙齿列为一个重点，其他社会则将彩色石头作为装饰。然而，没有一个社会认为腐烂和被染色的牙齿有吸引力。牙齿缺失和其他面部缺陷在某些社会会被歧视[2]。面容不吸引人的人有时被认为是不值得信任和智力低下的人。与长相英俊的人相比，他们更有可能被判有罪并被判处更重的刑罚。一些社会，也许是更富裕的社会，对包括牙齿在内的面部外观上的任何细微缺陷的容忍度都很低。他们可能会在正畸治疗和牙科修复方面进行大量投资。

19 世纪中期，牙科文学中对美学的关注首次出现在全口义齿上。当时的美学方法是应用自然法则、和谐与比例科学。当然，有人认为，如果面部是方形的，那么义齿也应该是方形的。如果性情乐观，牙齿也应该乐观。用牙齿形状来表征个性并不容易，但面部形状却是如此。有许多建议的测量面部形状的方法。义齿制造商已经生产了各种模板和测量指南，以帮助选择合适的牙齿形状。还提供了测量面部宽度的引导，并根据该数字计算义齿的大小。尽管有

证据表明，面部形状 / 大小和牙齿形状 / 大小之间没有相关性，但这些牙齿选择指南仍然很受欢迎。然而，我们仍然可以找到方形、锥形和卵圆形的义齿。人们痴迷于对牙齿的选择，反而将义齿美学的其他更重要方面边缘化。1978 年发表的一篇题为"义齿美学不仅仅是牙齿选择"的论文的作者对这一趋势表示遗憾，也反映了当时的主流思想。

Frush 和 Fisher 于 1958 年出版了一本牙齿排列指南，该指南已成为义齿美学的经典[3]。他们的学术性标题"牙源性概念的动态解释"大大增加了论文的地位。性别、个性和年龄是决定义齿美观的重要因素。这是一个比牙齿形状 / 大小更微妙的概念，但不容易验证。不可能通过观察天然牙齿来确定个人的性别或个性。

我们不得不承认，我们在义齿美学方面的很多教学都是基于牙医认为牙齿应该是什么样子的理论构建。在 20 世纪 90 年代之前的美学文献中，很少提及患者的拔牙前记录。Frush 和 Fisher 邀请我们为患者排牙，似乎必须由牙医来承担这个责任，因为他最了解。以一个更温和的角色询问患者他们希望牙齿看起来如何，以及他们是否有兴趣将他们的全口义齿排列在天然牙的位置。这首先假设患者是独一无二的，留给我们的只有很少几个简洁的规则来遵循。

这种更广泛、包容患者参与的方法并不意味着义齿美学没有界限，也没有指导原则。David Watt 提供了一些很好的指导原则，尤其是他为我们提供了所谓的"生物学"指导原则，用于将牙弓或多或少地定位在其原始位置[4, 5]。Frush 和 Fisher 还建议对前牙的个别位置进行指导，以避免出现义齿在平面上排列的假象。

这些指南非常有价值，尤其是当牙齿安放不是在椅旁而是在技工室，由看不到患者的技师操作时。

三、重建患者形象

我们自己的牙齿在大小、形状、排列，以及为嘴唇和脸颊提供支持方面都是独一无二的。如果必须拔除牙齿，义齿越接近拔除的牙齿，患者可能感到的痛苦就越少。值得花些时间与患者在一起，看看他们牙齿脱落前拍摄的照片，以便尽可能多地恢复他们以前的容貌。不管他们失去牙齿多久了，除了一些磨损外，它们在 50 年内不会有太大变化。根据拔牙前的记录重建人工牙，可以确保义齿的有效性。

另一个提高义齿接受程度的方式是患者参与帮助恢复其原始外观。参与到康复中来。分担一些责任，是一个可以度过任何创伤的很好的途径。

参 考 文 献

[1] Fiske J, Davis DM, Frances C, Gelbier S. The emotional effects of tooth loss in edentulous people. Br Dent J 1998;184(2):90–93, discussion 79.

[2] Baldwin DC. Appearance and aesthetics in oral health. Community Dent Oral Epidemiol 1980;8(5):244–256.

[3] Frush JP, Fisher RD. The dynesthetic interpretation of the dentogenic concept Pros Dent 1958;8:558–581.

[4] Richardson A. The pattern of alveolar bone resorption following extraction of anterior teeth. Dent Pract Dent Rec 1965;16(2):77–80.

[5] Watt DM. Tooth positions on complete dentures. J Dent 1978;6(2):147–160.

附录 K　种植覆盖活动义齿

一、种植支持式覆盖义齿与治疗标准

根据世界卫生组织（WHO）的标准，牙列缺失的人可归为身体有缺陷的人。由于说话和吃饭都有困难，许多戴义齿的人被认为是有残疾的。少数人因为害怕尴尬而避免在公共场合讲话和外出就餐。大约 40% 佩戴义齿的加拿大人不能吃他们喜欢的食物[1]。印度的一项类似研究发现，35% 的患者有咀嚼困难和义齿松动的症状[2]。

种植支持义齿的患者自由选择食物和咀嚼硬食物（如生胡萝卜、苹果、坚果和培根）的能力有所提高。传统义齿患者必须避免一些食物，可能不得不接受不太均衡的饮食。对使用传统义齿患者满意度的调查研究显示，约 65% 的人不满意，其主要原因是不适、不贴合和疼痛。

加拿大进行了一项比较传统义齿和种植覆盖义齿一年成本的研究[3]。直接成本包括人工、材料、技工室工作和 X 线检查。口腔外科医生在每个病例上花费了大约 2h，修复医生在手术阶段花费了 45min。而制作义齿的时间是 5.5h。还考虑了间接成本，如患者的时间和费用。覆盖义齿组的直接成本为 2850 加元（约 15540 元），传统义齿组为 1193 加元（约 6505 元）。间接成本相当可观，传统义齿组（约 6123 元），覆盖义齿组的费用仅略高（约 10551 元）。覆盖义齿

成本的增加是显而易见的，但不像其他一些研究那样差距大。作者将此归因于包括间接成本和使用具有成本效益的植体数量。下颌在颏孔前植入两个不连接的植体，为义齿提供固位和稳定，是成本最低的选择，尽管后牙区口腔黏膜需承担部分后牙殆力。目前正在进行一项仅使用一个中线固定装置来支持下颌义齿的可行性的长期研究。

将两个固定装置用一个固定杆连接起来成本稍高，但除了解决固定装置非常分散的问题外，没有什么优势。在颏孔前方植入四个种植体，可以为下颌覆盖义齿提供完全由种植体支撑的刚性支撑。

麦吉尔大学口腔科学家和临床专家研讨会发出了一项共识声明。

有证据表明，用传统义齿修复无牙颌已不再是最合适的首选治疗方法。现在有压倒性的证据表明，两颗种植体支持式覆盖义齿应成为修复下颌无牙颌的首选[4]。

牙医绝不因认为患者负担不起而拒绝提供治疗。我们有责任建议无牙患者选择种植支持式覆盖义齿，并已成为治疗标准。

二、骨对义齿和植入物的反应

牙齿所受到的力通过牙周膜传递到牙槽骨。牙周组织是有弹性的，所以牙齿在垂直咀嚼力

的作用下会轻微下沉。对骨应变的研究表明，牙齿压入会导致牙槽窝向外膨胀，表明牙周膜主要传递压缩应力。骨板支撑受力常见于有长期磨牙习惯的人，证实了牙槽窝对挤压的反应是在牙槽窝周围沉积新骨。这种牙槽周围的骨组织对应力的反应证实了其他证据，即骨依赖应力来避免进行性再吸收。宇航员在太空数月所面临的挑战之一是长期失重引起的骨质流失。

拔牙后，牙槽窝周围的骨会吸收，剩余的牙槽骨嵴可以佩戴义齿。研究表明，下颌骨的骨吸收比上颌骨更快[5]。下颌骨剩余牙槽嵴的吸收可能会持续，直到下颌骨体所剩无几，容易骨折。常规认为义齿会导致骨吸收，大多数患者似乎确实如此。造成骨吸收的实际刺激因素尚不清楚。

如果骨骼受压力刺激形成新骨，义齿应该恢复部分由于咀嚼力造成的骨受压，组织骨质丧失，而不是加速骨吸收。然而，通过牙齿对牙槽骨施加的负荷和通过义齿对牙槽骨施加的负荷，两者之间有显著的差异。在牙齿存在的情况下，咬合力通过牙周膜传递到骨骼。牙周膜富含胶原蛋白和大的基质分子，如蛋白聚糖。因此，只要整个牙周膜都能支撑，就可以很好地抵抗压力。当咬合力在牙齿长轴上时，就会发生这种情况。因此，咬合力安全地传递到骨骼而没有软组织损伤。然而，义齿通过一层口腔黏膜来传递咬合力，对下颌义齿来说，口腔黏膜的总面积约为 12cm^2，这远远小于牙周膜的总面积，约为 100cm^2。因此，义齿支持组织上的压力远大于牙周膜上的压力。骨膜是覆盖在骨表面的一层骨细胞膜。这层膜像其表面的黏膜一样，在义齿和下面的骨骼之间被挤压。虽然没有相关数据，但如果发现骨膜中的成骨细胞受义齿压迫的程度与牙周膜中的成骨细胞受压迫的程度相同，这就不足为奇了。如果咬合力能直接传递到骨骼，而不压迫中间的软组织，就不会发生骨吸收，事实上，骨骼应该对压缩应变有良好的反应。

种植体支持的修复体的咬合力直接传递到骨骼，只要负载不过度，它似乎可以恢复骨应变的刺激水平。有证据表明，种植体周围的骨小梁变得越来越密集。通常在牙缺失后发生的骨吸收停止了[6]。

Mericske-Stern 回顾了一位患者的案例，该患者被告知因为年龄太大无法进行种植手术[7]。15 年后，下颌骨植入可种植体，但需要骨增量手术。如果种植体在 15 年前被植入，就没有必要进行骨增量，因为在早期有足够的骨量来植入种植体。保留剩余的骨可以使义齿在较长时间内保持稳定，而不需要更换。在比较传统义齿与种植支持式覆盖义齿的成本时，应考虑到这种长期的成本节约。

参考文献

[1] Locker D. The burden of oral disorders in a population of older adults. Community Dent Health 1992;9(2):109–124.

[2] Gosavi SS, Ghanchi M, Malik SA, Sanyal P. A survey of complete denture patients experiencing difficulties with their prostheses. J Contemp Dent Pract 2013;14(3):524–527.

[3] Heydecke G, Penrod JR, Takanashi Y, Lund JP, Feine JS, Thomason JM. Cost-effectiveness of mandibular two-implant overdentures and conventional dentures in the edentulous elderly. J Dent Res 2005;84(9):794–799.

[4] Feine J, Carlsson G. Implant Overdentures: The Standard of Care for Edentulous Patients. Chicago, IL:

Quintessence Pub. Co.; 2003.

[5] Tallgren A. The effect of denture wearing on facial morphology. A 7-year longitudinal study. Acta Odontol Scand 1967;25(5):563–592.

[6] Wilding RJC, Slabbert JC, Kathree H, Owen CP, Crombie K, Delport P. The use of fractal analysis to reveal remodelling in human alveolar bone following the placement of dental implants. Arch Oral Biol 1995;40(1):61–72.

[7] Mericske-Stern R. Prosthodontic management of maxillary and mandibular overdentures. In: Feine J, Carlsson G, eds. Implant Overdentures: The Standard of Care for Edentulous Patients. Chicago, IL: Quintessence Pub. Co.; 2003.

附录 L 义齿患者的管理

当提供义齿治疗时，成功并非常态。事实上，部分临床医生在制作义齿方面有非常不愉快的经历，以至于他们决定不提供义齿制作服务。这篇患者管理综述的目的是为牙医遇到的困难提供一些解决方案，使成功成为常态。

一、安排预约

如果临床医生缺乏时间，就无法开展要求高、富有创造性的工作。如果临床医生的治疗费用是固定的，便没有灵活性以至于不允许更长时间的预约，那么最好将义齿制作的范围限制为使用复制技术。试图在 30min 的预约时间内制作一个新的全口义齿是一项挑战。该过程中的每一个步骤都必须将错误降到最低。

一些临床医生会在常规门诊休息时间前安排义齿预约。如果需要更多时间，他们可以在休息时间继续工作而不影响一天的日程安排。尤其重要的是，复诊时有时间调整义齿的边界和咬合，直到患者感到自信和舒适。

大多数完整的义齿治疗至少需要 6 次预约。如果患者不需要，最后一次预约可以取消，但如果没有预约，患者不得不等候直到他们的问题得到解决，这可能会非常令人沮丧和担忧。

当工作完成后，我们大多数人都对支付服务费用持谨慎态度，以防我们发现服务没有达到我们满意的程度，而完成工作的人现在不愿意回应我们的担忧。如果服务供应商不回复电话和信息，一些患者更愿意保留一部分费用作为筹码。当患者知道你在付款一两天后想见他／她，他／她就会确信你不会忘记他们。事实上，最好承诺患者可以随时回来复诊。令人惊讶的是，这不会导致不愉快，因为大多数患者只有在有真正的问题或至少你可以解决一些问题时才会回来。

二、付款计划

确定义齿的费用并非易事。对病例进行回顾性研究可能会发现花费了大量的临床时间，但每个病例的费用通常是相同的。大多数患者更喜欢固定的费用，该费用列在患者的治疗信息里。任何费用的增加必须在工作开始前讨论。与所有其他费用一样，它是在工作完成时支付的。机构需要考虑是否选择在每次就诊时收取部分费用。这倾向于向患者表明，他们是在为看牙医的时间付费，而不是为一件消费品付费。

私人费用的设置通常来自两种方法之一。首先，可以从时间、成本和风险分析中得出，并增加利润率。这也许是最公平的收费方式。其次，它可以从感知市场价值中得出。换句话说，患者准备支付多少？一个受到市场价值强烈影响的私人费用的例子是牙齿美白。在英国，牙齿美白的私人费用要比根据时间、成本或风险分析计算的费用高出许多倍。

义齿没有美白牙齿有吸引力。私人机构可能发现，基于时间（大于成本）计算的费用必须减少到患者愿意支付的费用。因此，如果与其他牙科治疗一起相比，其盈利能力在列表中排名较低。

部分牙医有一系列的义齿费用明细，从简单到复杂（需要额外就诊）。最好不要使用"复制品"一词作为治疗选项，因为患者会以为，他们只是得到了一个现有义齿的复制品。然而，可以根据需要的就诊次数来区分不同的义齿服务。如果计划了一个复杂的美学案例，或将做一个面弓记录并使用可调𬌗架，那么就再增加一到两次就诊。在此基础上，可以提供三种选择：预算费、标准费和保费。

一些牙医被患者问及高质量义齿的优点时，解释说使用的是质量更好的义齿和更高强度的丙烯酸基底。这是一个不恰当的回答，因为材料成本通常只占总成本的一小部分，即使是最高规格的材料也不超 50 美元（约 359 元）。增加的花费应基于时间、确定最佳美容效果的更长预约时间以及使用可调𬌗架的更多制作时间。义齿美学是首选的专业术语，但患者可能更容易理解"美容"一词。

三、患者信息

义齿令人失望的主要原因之一是患者的期望不现实[1]。这是因为他们没有充分了解自己的情况。我们可能会犹豫是否使用"残疾"这个词，但正如我们所指出的那样，WHO 得出结论，牙列缺失的人可能算作是残疾。当考虑拔牙时，应告知患者失去牙齿的后果。然而，不足为奇的是，在疼痛几天后患者唯一感兴趣的是消除疼痛，即使这意味着拔牙。当然，可

能没有选择，但在某些时候，患者需要知道未来会发生什么。一些患者可能记忆力差，忘记或坚持说他们从未被告知更换天然牙有多么困难。他们可能会争辩说，如果他们知道义齿有多难，他们绝对不会同意拔牙。解决方案的一部分是记录这一讨论确实发生了。患者记录中对此的注释应与记录关于治疗方案的信息一样常规。因此，口头信息需要以某种形式的书面信息作为支持[2]。

提供一份涵盖关于义齿的一些重要情况的说明是很有用的。你也可以在患者获得新义齿时提供同样的说明给他们。在我们买了新电器或汽车后的前几天，我们最担心的是会出现某种问题。它会启动并正常工作吗？营销专家对此了如指掌，新家电总是和说明书一起提供。这本书的大部分可能有密集的细节，但通常也有一两页的"快速入门"可以帮助您入门。如果某些情况没有按应有的方式工作，我们将使用这个启动器。新义齿也不例外，对于我们这些阅读说明的人来说，能够浏览几页以了解预期内容是很有必要的。给出患者信息表的说明书，见附录 M。

另一个重要的信息来源是照片。即使是便宜的数码相机通常也有微距功能，但只要医生能拍摄患者的头部，微笑的照片就会为临床记录提供有用的补充。医生必须获得患者的许可才能拍照并将其送往技工室。在开始任何治疗前拍摄的照片都是特别重要的参考资料，尤其是在对患者的牙齿或义齿在治疗前的状态有任何争议的情况下。更积极的方面，照片还可以让你积累显示"治疗前后"的病例组合。照片也是自我学习（现在通常称为"审计"）的宝贵来源，因为它们使我们能够回顾案例并反思我们治疗的优点和不足之处。如果你有一个小相册，上面有你最好的病例，那么在第一次就诊

时会给患者留下很好的印象，向患者展示你的一些作品。确保相册中的这些照片都不是全脸，这样避免泄露患者的身份信息，因为医生有责任对患者信息保密。

现在，许多牙科设备应用口腔内数字摄影，患者可以看到即时显示。口腔内窥镜并不适合拍摄全脸照片，因此，手持式数码相机仍然占有一席之地。我们需要的是一台打印机，这样患者就可以将材料带回家，特别是试戴义齿和旧义齿的照片，这样患者可以确定是否满意其将要得到的成果。应该鼓励患者向任何可能对新义齿持批评态度的家庭成员展示。

最好能够与制作义齿的技师共享信息。在治疗过程中拍摄照片并通过电子邮件发送给技工室，特别是已完成的病例，并不需要很长时间。当你能够给予赞扬和积极反馈时，你会鼓励对方对你的病例产生一定程度的兴趣和承诺，这会促进出色的技工室工作，减少手术椅旁的调整，让患者感到满意。

四、建立患者信心

患者想知道是否是熟练、细心、体贴的牙医对其进行治疗。当患者第一次见到你时，你就有了一个好的开始机会。第一步是对患者的故事表现出兴趣并记录。做一个好的倾听者，但不要鼓励自怜。仔细检查口腔情况，研究旧义齿的照片，这些行为将促使患者对你的能力做出进一步的积极评估。不要觉得你必须做出系统评论或快速提供诊断。慢慢来。确定你能看到患者有困难，但患者目前没有可行的解决方案。

如果你认为你看到了可以改进的地方，请尽可能证实你的理论。例如，如果你认为上颌义齿基托伸展不足，可以在其上添加一些化合物；如果你觉得嘴唇支撑不够，可以在前牙上涂些软蜡；建议使用临时软衬以检查疼痛是否可以控制；拍摄一张照片，用黑色记号笔修改，看看你是否能了解如何改善前牙的美学排列；如果你觉得咬合缺乏后牙支持，可以在后牙上添加一些复合树脂。如果你的制作不成功，你不应该对现有的义齿做出任何不可逆转的改变，因此，不要试图进行调殆或减少义齿基托的长度。

无论诊断需要多长时间，这都是值得的。当你能想出一个计划时，建议要有适度的收益预期。在解释患者已有的缺陷时，不要停留在损失或责备上。

一旦临床程序开始，患者将希望发现你在每次预约时都准时，为要做的事情做好准备，并且全神贯注。对患者不得不从口腔中取出义齿时的尴尬保持敏感，如果患者没有戴义齿，不要与他/她说话。不允许员工进出房间，患者希望能够保证他们的治疗是在私下进行的，并且你不会因干扰而分心。

医生没有理由隐瞒对某些治疗结果的失望；道歉并询问是否可以重复一遍，以获得最佳的结果。

如果最后一次就诊对义齿几乎没有调整，且时间短暂，这是我们都想要的结果。然而，即使在治疗的每个阶段都给予了认真的关注，最终的回访也可能具有挑战性。如果看起来有严重的咬合错误，勇敢面对并将义齿连同咬合记录一起送回技工室，看看能否有改善。患者更愿意看到你调整咬合以寻求稳定的咬合接触。

当你必须去除咬合高点时，可类比为你的汽车买一个新轮胎。想象一下，如果汽车修理工对新胎面进行锉削并在某些地方减少胎面以使轮胎完美圆润，您会有什么感觉。你可能会担心轮胎制造不当，现在，由于磨掉一些橡胶，轮胎的寿命会缩短。对新义齿进行调整的一个原则是：尽量调得少，并将义齿拿到另一个房间里去调整。眼不见，心不烦，你的椅旁助手会感激你不在诊所里制造一团灰尘。

在治疗过程中很可能出现某种问题；除非你不确定如何管理它们，否则它们不应该成为问题。把每一次调整都委托给技工室，给人的印象是你没有能力自己做，而技师实际上是专家。这对患者来说也很耗时，因为预约时间表中增加了就诊次数，使义齿往返于技工室。当牙科医生将大部分责任交给技工室时，技师对日益增长的直接向患者提供义齿的权利需求是合理的。

五、有问题的患者

义齿患者面临许多挑战，但疼痛一定是最难应对的。我们已经回顾了一些引起义齿疼痛的原因，但即使我们尽了最大努力减少疼痛，患者仍可能会受到影响。在开始使用新的义齿时，尤其是有疼痛病史的时候，最好不要做出任何承诺。你可以保证做到最好，但你不能保证结果。如果你对改善的估计是适度的，那么当义齿实际表现比预期好时，这将更加令人愉快。要解释的较为有限的期望之一是，尽管你尽了最大努力减轻疼痛，可能会发现义齿，通常是下颌义齿，可能只能在一天中的很短时间内佩戴。这意味着患者可能需要长时间不戴义齿，以使黏膜免受任何压力。这也是那些无法停止紧咬牙齿的患者的解决方案。唯一一次表达这种意见应该是在开始制作义齿之前。如果你等到新义齿疼痛复发，它将不会得到好评。如果被告知他们每天戴义齿的时间不能超过几小时，谁还会为一副新义齿买单？

一些牙医会对出现问题的患者保持警惕。然而，有问题的患者通常都知道他们的一切，并意识到他们的局限性。临床情况（如剩余牙槽嵴平坦）似乎不是失败的可靠预测因素，因此，寻找方法对现有义齿进行适度改进，患者可能会非常感激。

许多患者存在的一个问题是呕吐。上颌取模时可能出现。病例指南 1 中列出了一些上颌取模时减少不适感的简单策略。少数患者对上颌义齿不耐受，尤其是延伸部分接近软腭时。患者甚至可能要求去除整个上腭基托，这样可以减少刺激，但也会导致显著的固位力丧失。对于这些患者，除了种植覆盖义齿外，没有简单的解决办法，但它有助于确保咬合垂直距离（OVD）不会过大并且上腭不会过度伸展。

现在有一个可以解决许多问题的现实选择，而在过去，患者只能忍受这些问题。种植义齿应是拔牙前与患者讨论的选项之一，并在制作义齿前提醒患者该选项。在某些情况下，牙医可能会认为种植体不是一个现实的选择。然而，我们可能会觉得讨论种植体的选择没有意义，因为年龄或财务状况，但实际上我们不应该假设任何事情。除了告知的义务外，如果义齿不能达到患者满意的效果，我们还可以保护自己避免以后受到责备。说这话并不是为了得意，但它确实提供了一些保护，能够提醒患者，你确实有提到过，如果没有种植体，可能无法保证义齿的稳定性。

六、难相处的患者

大多数经验丰富的牙医都赞同，只需要几个难缠的患者就可以破坏一天工作的乐趣。我们发现有些患者具有挑战性、挑剔性，并要求更好的服务。我们注意到，批评义齿是多么容易，因为义齿在最好的时候表现不佳。不仅是牙医，而且接待人员似乎从来没有为这些患者做足够的工作。难相处患者的早期预警之一是，仅仅为了预约就占用了接待员大量的时间。如果有一天牙医不看患者，那将是他们唯一可以来的一天。

第二个早期警告是患者认为之前的牙医无用或者更糟糕，是导致他目前所有问题的原因。责备别人比为自己的困境负责要容易，这表明了一种不积极的态度。如果你决定在患者攻击同事时表现出你的不适，你会发现你正处于一连串魅力和说服力的接收端。有些患者是具有操纵性的，会用奉承来达到自己的目的。当这类患者声称对你的名声早有所耳闻，你是唯一能帮助他们的人时，不要屈服于其语言的魅力。请注意，你很可能成为众多牙医中的下一个，他们尽了最大的努力，却被抛弃，没有报酬。如果你不想成为下一个受害者，那么第一步就是向患者解释，你需要与之前的牙医谈谈，找出哪里出了问题。这对许多患者来说并不太好，他们更希望能够说出关于前一位牙医的事情，而这些事情不会回复给他们。如果患者坚持认为不应该联系以前的牙医，这是表明立场并坚持认为这是帮助他们的重要步骤的好时机。在发现更多关于患者的信息后，您可能会决定这不是您想接手的案例，而正确的出路是遗憾地说你无法做得更好。接受任何来自对方的辱骂或蔑视。如果你让自己被说服且投入了大量的工作，结果却最终成为另一个受害者，那么未来的冲突是可预见的。有信心的坚持你不是能解决他的问题的人；或许你认识一位比你年长且更聪明的同事。在为他们的问题提供解决方案之前，最重要的是有时间反思这些患者。在提供治疗之前要求 48h 考虑他们的问题是非常合理的。一旦你提出了解决方案，再退缩就为时已晚。

下一个警告是，一切都不太好，患者一直

希望再次使用义齿。有一些策略可以缩短获得满意的美观牙齿排列所需的时间。它们包括以下内容。

1. 在开始之前就明确目标清单达成一致，并在记录中写下总结。

2. 取模结束时在椅旁设置几颗前牙，以便在病例送至技工室之前与患者就牙齿的大小和颜色达成一致。

3. 一起看试用义齿的照片，并就要做的事情达成一致。在本协议记录中注明。

4. 给患者一张照片，让其带回家思考或向家人展示。

尽管有这些方法，但当患者无法承诺完成试戴义齿时，是时候不接触并拒绝进一步预约了。这是一个不受欢迎的决定，但在现阶段，该案件已造成经济损失，成品义齿很可能出现进一步的问题。

如果在最后一次就诊之前一切顺利，那么我们将面临最大的障碍。在义齿放置时，必须有足够的时间纠正错误。如果可能的话，在一天休息之前安排这个就诊，这样如果你需要额外的半小时，就可以了。当你做了所有可能的调整后，最好给患者一些无籽葡萄干吃。如果患者无法在没有痛苦的情况下通过这个简单的食物测试，接下来的 24h 对他们来说将是艰难的。预约第二天。如果有问题，越早解决越好。如果患者表现良好，可以邀请其取消预约。头几天是接受新义齿的关键时期，患者可以尽可能地接受所有支持。在这个时候，提供建议的小册子非常有用。

我们大多数人发现很难承认我们本可以做得更好，但有时解决问题的最好办法是再次尝试。如果你真的发现不了自己还能做哪些不同，那么承认这一点也不是可耻的。

虽然制作义齿就像在崎岖的风景中寻找路

径，但至少有可以选择的最终解决方案的。这就是退还患者的钱。他们是否退回义齿可能不是交易的关键部分，但这对医生没有好处。这种解决冲突并限制损害的方法在牙科的其他分支中是不可用的。如果根管器械断裂且无法移除，或手术过程中神经受损，或我们未能警告因牙周病导致的牙齿缺失，患者的赔偿选择相当多[3]。

在坚定和自信之间需要有一个很好的平衡，尤其是在拒绝治疗或以后与患者脱离时，以及决定你可以做得更好并坚持治疗直到你做对为

止。随着工作的继续进行，这种平衡会变得更加细致，但你永远不能声称自己做得正好。

本章介绍了义齿患者的管理，强调了危险和注意事项。其应该与更加乐观的观点相平衡，即患者和牙医都对义齿满意，既舒适又实用，那就是非常值得的。最大的满足感可能来自患者恢复自信和愉快的微笑，这伴随着患者自然外貌的恢复。看到快乐回到患者身上，这一切都是值得的，这也是我们不断制作义齿的原因。

参 考 文 献

[1] Smith PW, McCord JF. What do patients expect from complete dentures? J Dent 2004;32(1):3–7.

[2] Sudheer A, Reddy GV, Reddy G. Behavior shaping of complete denture patient: a theoretical approach. J

Contemp Dent Pract 2012;13(2):246–250.

[3] Stilwell C. Risk management in clinical practice. Part 6b. Identifying and avoiding medico-legal risks in removable dentures. Br Dent J 2010;209(7):339–350.

附录 M 新义齿的常见问题

一、义齿是怎么工作的

义齿紧紧地贴在牙槽嵴上，如同两张薄薄的玻璃片贴在一起。至关重要的是，义齿组织面与牙槽嵴表面要紧密贴合，并与牙槽嵴紧密贴合，防止空气进入。特别重要的是上颌义齿，需要足够的封闭作用。有时，一些松动的义齿如果边缘充分延伸也会变得相当牢固。如果上颌义齿和牙槽嵴接触面积较大，则固位效果更好。如果没有足够的唾液，如口干，义齿就不会黏附在牙龈上。义齿固定剂有助于在义齿和牙槽嵴之间提供一种黏稠的液体。

义齿需要避免被周围的肌肉推离牙龈。舌肌、颊肌和双唇的活动非常活跃，这些肌肉会将下颌义齿推出牙槽嵴。

义齿需要均匀有效地咬合在一起，以避免脱位并使咀嚼有效。即便如此，咬合力还是比天然牙齿要小得多。

二、什么是好的义齿

义齿看起来可以和天然牙媲美。事实上，只要我们没有使用脏的或者畸形的牙齿来制作义齿，通常义齿看起来会比天然牙更好看。并不是所有的义齿看起来都很自然，因为它们可能是在生产线上做的，所以缺乏个性。在患者的参与和旧照片的帮助下，是可以恢复天然牙齿的所有魅力和吸引力的。即便如此，一些失去牙齿的患者也意识到，这是一种严重的情感冲击。他们觉得自己老了，没有吸引力，不戴义齿会感到尴尬。

三、什么是不好的义齿

义齿不能像天然的牙齿一样起作用。它们可能会松动，伤害牙龈黏膜，咀嚼硬物困难。一些调查表明，超过 25% 的义齿佩戴者有进食困难。也许患者必须在一天的大部分时间里取出义齿，让牙龈黏膜恢复，缓解病痛。

四、种植体有什么帮助

义齿可以通过植入两个或两个以上的种植体来保持稳定。当用这种方式支撑义齿时，义齿不会移动，或使食物堆积在义齿下方，或紧压黏膜致使黏膜受伤。患者说，种植体可以提高他们的生活质量。在北美和除英国外的一些欧洲国家，种植支持义齿被认为是标准的护理。没有种植体支持的下颌全口义齿应该被认为是一个折中的修复方式。

种植体还有一个额外的长期优势，即它们可以防止通常在拔牙后发生的骨质流失。这种骨丢失在下颌更明显，这就是为什么下颌骨质通常比上颌骨质少的原因。

五、义齿能用多久呢

义齿没有绝对的寿命，有些可以持续30年。到这个时候，它们已经磨损得相当严重，但许多患者仍然对他们长期以来一直熟悉的义齿感到满意。下颌义齿会首先松脱，这时则需要重新制作或重新内衬。

如果义齿变松了，食物可能会在进食过程中在义齿下方堆积。如果后牙变得圆钝和磨损，它们将不能很有效地咀嚼。门牙可能会明显地磨损和松动，破坏其良好的外观。

如果你发现非处方买到的重衬也不能使下颌义齿稳定时，就应该重新制作义齿了。

六、如何向朋友解释新义齿

如果你不太希望别人知道你戴了新义齿，而且你的新义齿看起来略有不同，你可能想转移其他人对你牙齿的注意力。如果你是一名女士，那么你可能会在你戴新义齿的那天做头发，或者改变你的发型。如果你不能回避一个直接的问题，那么你可以告诉朋友，你有了一些新的改变。

七、面对亲朋好友的评论我应该做何反应

有时，我们最亲密的朋友和家人的言论在一开始可能会相当消极。他们还没有习惯你的新义齿带来的变化，而你已经习惯了这个变化好几周了。所以，他们有点没有准备，可能只是对明显的突然变化做出反应而且说："我想我更喜欢旧的。"随着时间推移，他们会经常改变主意，说他们实际上开始喜欢新的了。

有时，我们最亲近的人说话可能比较直接。

兄弟姐妹们会习惯于"落井下石"，让某人泄气的艺术是一种可以通过长期练习获得的技能。小心那些以陈词滥调"绝对诚实"开头的言论。下面的东西一定是人为设计的。

"它们有点大／小，不是吗？"也许是带着关心的神情说的，当然也只带着你心中最大的兴趣。所以，你要小心点。不要期待快乐。如果它按照你想的那样，那是奇迹，但是你可能不得不做好接受一些不那么支持的言论的准备。

八、第一餐应该如何计划

从一些很容易清洁的食物开始，比如鱼派、牧羊人饼或乳蛋饼。卷饼、比萨、培根和牛排可以后面再吃。比如切达奶酪等食物，可能会黏得出奇。许多人喜欢在公共场合吃东西之前，在家里私下吃前几顿饭。使用一点义齿固定剂，直到你确信在你吃饭的时候义齿不会移动。

九、如果佩戴新义齿时感觉疼痛，该怎么办

牙医会在安装阶段花一些时间，确保没有疼痛的地方。但是义齿周围有一些肌肉，只有在你真正使用它们咀嚼和吞咽时才会强烈收缩。这些可能会压在义齿的边缘上，导致饭后疼痛。随着时间的推移，它可能会缓解，但对牙医来说，最好的解决方案是调磨义齿。

牙龈上的某些位置，黏膜很薄，黏膜下面的骨头也很锋利。这些区域会变得疼痛，需要进行调整。

在你回去看牙医之前，你也许可以继续使用义齿，比如在吃饭之间和晚上尽可能多地取下义齿。戴上旧的义齿一天左右，也会给疼痛的部位一个恢复的机会。

十、如果对戴义齿后的外表不满意，还能做些什么呢

你的牙医会根据蜡型解释外观调改的重要性。如果你对牙齿在蜡型中的外观感到满意，牙医就会认为可以继续进行制作。当义齿被放置在丙烯酸树脂中后，并不容易改变它们的位置。但这并不是一定的。这意味着把人工牙去掉，用蜡重新定位，然后送到技工室用丙烯酸树脂重新定位。如果只涉及几颗牙齿，这个过程可能会成功，但当然有可能你仍不满意。如果上颌义齿不是在一个唾液分泌多的环境中，则可能封闭不足。义齿后面的封闭通常会失效，所以牙医可以使用软化的蜡来检查，看看封闭是否可以得到改善。还有一个关于所有这些因素所造成的额外成本的问题。如果你的义齿在完成后的外观有重大问题，最好从头开始。你的牙医可能同意退还你的费用，并建议你尝试另一个牙医。

十一、如果几周后或调整几次后仍然疼痛，该怎么办

义齿持续疼痛最常见的原因之一是由于佩戴者有把牙齿紧咬在一起的习惯。新的义齿可能会感觉很奇怪，也许是由于不确定嘴里到底是什么，义齿佩戴者会把牙齿合在一起，轻咬使其就位。关闭的力量也许很小，但可能会很频繁。这种轻轻挤压牙龈的累积作用会引起轻微的肿胀和擦伤。牙龈松软时，当在大量的压力下咀嚼时，它会非常痛。

大多数咬紧牙关的人都没有意识到他们这样做了。可能是其他人指出了这一点，牙医会怀疑调整义齿后持续的疼痛是由于紧咬牙造成

的。有时也可以在义齿上检测到小的反光的小面，这是一个肯定的迹象，表明牙齿正在相互摩擦，而它们之间没有任何食物。

如果疼痛是由于咬紧牙关，牙医除了给出建议做不了什么。

1. 首先试着去意识到紧咬牙齿，并在不进食的时候有意识地努力保持牙齿分开。

2. 如果这不起作用，那么你可能有必要在两餐之间或至少在不在公司时取下下颌义齿。这是一个相当激进的步骤，但它确实确保了你不会因为咬紧牙齿而损害牙龈。

3. 如果牙龈不能承受来自义齿的压力，那么种植覆盖义齿也是一种选择。

十二、如果新的义齿松动，该怎么办

如果上颌义齿所处的环境唾液分泌不足，可能会造成封闭不足。义齿后面的封闭通常会失效，所以牙医可以使用软化的蜡来检查，看看封闭是否可以得到改善。

如果你的嘴巴比较干，可以使用人工唾液或含一块冰来改善封闭。有可能的话，使用缓释的人工唾液来维持义齿的边缘封闭。

如果你微笑或张大嘴时上颌义齿脱落，可能是进入前庭沟太深了。前庭沟是你口腔黏膜转折的地方。这个沟的深度根据口腔周围的肌肉活动而有所不同。牙医可以通过缩短基托边缘过长的部分来阻止义齿移位。

如果下颌义齿松动，可能是某一个区域，通常在前牙区基托太长，导致义齿在唇活动时被抬起。下颌义齿松动是相当常见的，因为舌运动活跃且缺乏牙槽嵴的支撑。固定剂有时是有用的，但容易被冲洗掉。

十三、怎样清洁义齿

有许多针对义齿的清洁剂，但都建议你"刷"义齿的组织面，这是因为粘在组织面上的生物膜不容易通过化学"清洗"去除。而用牙刷和清洁剂可以达到清洁效果。

十四、应该戴义齿睡觉吗

不带义齿，牙龈会从晚上的休息中受益，特别是有疼痛的地方。然而，很多人没有牙齿会感到不舒服，因此，除非牙龈疼痛，不然他们习惯戴着义齿睡觉。

索 引
Index